美腸、美ボディ、幸せになれる

運命を変える魔法の「美やせ」レンチンスープ

講談社

Atsushi

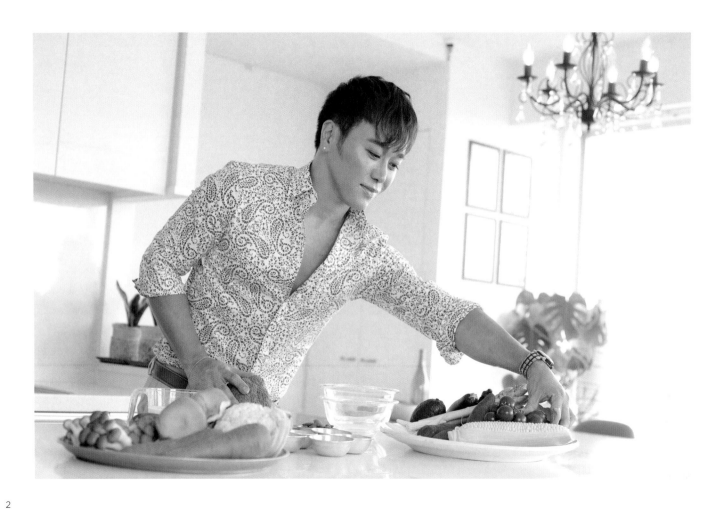

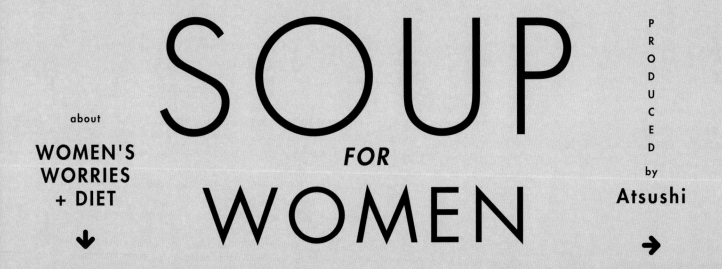

about

WOMEN'S
WORRIES
+ DIET

↓

SOUP

FOR

WOMEN

PRODUCED
by
Atsushi

→

女性の４大悩み改善 ＋ ダイエットを
叶えるスープを作りました

　日々の小さな努力の積み重ねは、ワンランク上の自分に導いてくれます。健康と美しさに磨きをかけることって、確実に自分にプラスになって戻ってくる自己投資。日々の食事が自分の美しさを育み、食事が整うと肌が整い、ココロも整います。今回のスープレシピは、体のバランスを整える食材をふんだんに取り入れ、健康的に美しくやせることにフォーカスして作りました。2017年12月に『＃モデルがこっそり飲んでいる3日で2kgやせる魔法のスープ』（宝島社）を出版して以来、たくさんの方に手に取っていただいたおかげで、スープレシピ本としては5冊目となりました。当初からの高たんぱく・低糖質、そして食物繊維が豊富なダイエットスープ、という基本のコンセプトはずっと変わらず、さらに進化させたのが本書のスープです。

食べること＝生きること。

　病気を治す薬と食べ物とは、本来、根源が同じという意味の「医食同源」という言葉があるように、日々の食事で体によい食材を意識して取り入れることで、体の不調を取り除くことが期待できます。バランスよく栄養がしっかりと摂れるAtsushiのスープは、とにかく簡単であっという間に作ることができます。どこのスーパーでも売っている手軽に手に入る食材を使い、バラエティに富んだ味つけで、具だくさんで、腹持ちもいい。豊富な食物繊維が腸をスッキリとお掃除してくれて美腸をサポートしてくれます。腸がキレイになると、肌のキメが整い透明感がアップして美肌になります。そして"ハッピーホルモン"と呼ばれるセロトニンもたくさん作られるので、ポジティブなマインドも同時に手に入れることができます。

　肌もココロもうるおう、自分が美しくなる努力って楽しいです。Atsushiのスープを取り入れた健康的な食生活で、イラナイ脂肪も、むくみも、くすみも、肌荒れも、サヨウナラ。なんとなく生きていると、なんとなく太って、そして老けていきます。ステキな大人になるか、オバサン、オジサンになるかは自分次第。

体の内側からキレイを満たして、そして素肌とボディラインに自信を。
自分史上、最高の自分を目指して。一緒にがんばりましょう！

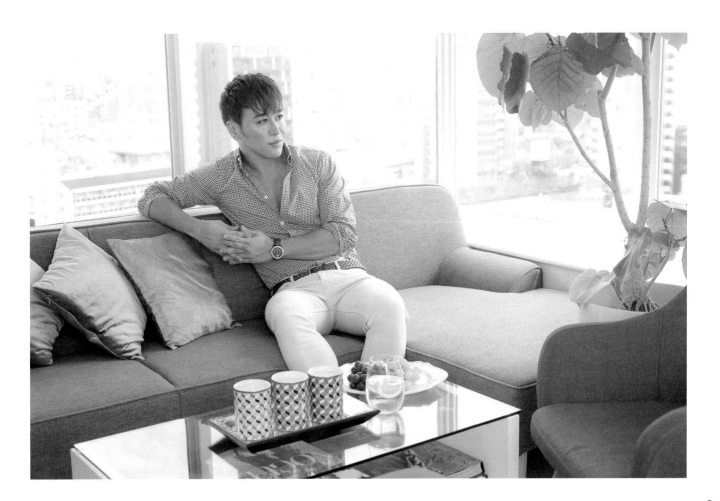

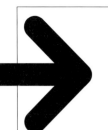

この本は、こんな人にぴったりのダイエッ

しっかり食べてやせたい人

やせなきゃと思って、極端な食事制限をする人がいますが、無理な我慢はリバウンドを招き、栄養不足にも。この本でご紹介するスープは、高たんぱく・低糖質なのでしっかり食べて健康的にやせることができ、我慢いらずでストレスフリー。

ぽっこりお腹の人

ぽっこりお腹の原因は、お腹まわりの余分な脂肪と便秘。この本のスープは、高たんぱく・低糖質で、食物繊維も豊富。血糖値が上がりにくいので、無理なくお腹の脂肪が落ちていくうえ、便秘も解消して、ぽっこり出ていたお腹がペタンコに。

食事が不規則な人

夕食が遅くなったりと食事が不規則なことが多い人は、栄養も偏りがち。この本でご紹介するスープは、夜遅く帰ったときにもレンチンでパパッと作れて、しかも一皿で多くの栄養が摂れるので、食事が不規則な人の健康維持に役立ちます。

昔よりやせにくくなった人

昔よりやせにくくなったなら代謝が落ちているサイン。代謝低下の要因には、加齢だけでなく、たんぱく質不足や冷えも関係。この本のスープは、高たんぱくで、種類によっては体を温める食材が多く含まれ、摂ると代謝が上がり、やせ体質に。

トスープ本です！

若々しさをキープしたい人

老化の原因は、細胞を酸化させる活性酸素。この活性酸素は、紫外線やストレス、加齢などさまざまな原因で増加。この本のスープは、ビタミンA・C・Eや、ポリフェノールなど抗酸化成分がしっかり摂れるので、若さの維持にも役立ちます。

不調があってやせにくい人

この本では、疲れ、イライラ、むくみ、冷えと、ダイエットの成功を邪魔する体の不調を改善する食材を使ったスープを紹介しています。習慣的に摂ることで、これらの不調が改善しやすくなるので、ダイエットの成功率が格段にアップ。

気持ちを前向きにしたい人

腸は"ハッピーホルモン"と呼ばれるセロトニンが作られる場所で、腸内環境がよくないとセロトニンがあまり作られないためネガティブ思考に。この本のスープは食物繊維が豊富で腸内環境が整うため、気持ちがポジティブに。

料理が苦手な人

料理が苦手でもノープロブレム！　この本のスープはすべて、材料を切って混ぜて、レンジでチンするだけだから誰でも時間をかけずに簡単に作れます。しかもうまみ成分が含まれる食材を組み合わせているから、レンチンなのにプロ級の味に！

美肌を目指したい人

いくらスキンケアをきちんとしていても、古い便がたまっていたり、腸内環境がよくないと、肌に必要な栄養素をきちんと腸で吸収できず、美肌は叶いません。この本のスープは、腸内環境を整える食材や、肌に必要な栄養もきちんと摂れるので美肌効果も期待できます。

CONTENTS

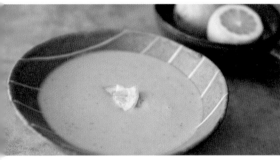

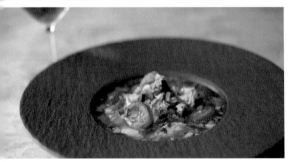

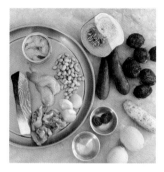

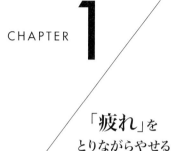
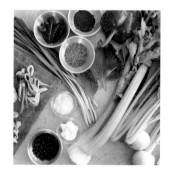

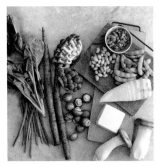

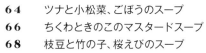

CHAPTER **3**

/「むくみ」を
なくしながらやせる

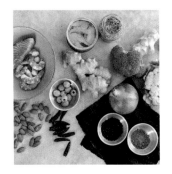

CHAPTER **4**

/「冷え」を
改善しながらやせる

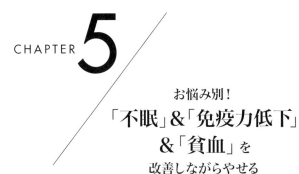

CHAPTER 5

お悩み別！
「不眠」＆「免疫力低下」
＆「貧血」を
改善しながらやせる

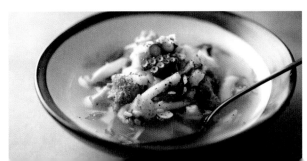
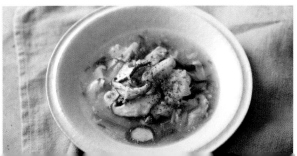

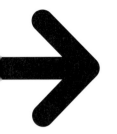

Atsushi 流 「お悩み改善＋ダイエット

POINT 1　　悩みに効く食材を厳選

疲れ

疲れやすい人は、エネルギー不足の可能性大。無理なダイエットや偏った食事で、栄養がきちんと摂れていないと疲れやすくなり代謝も低下。そのままではダイエットが成功しないので、しっかり栄養を摂ることが先決。P20〜39の、疲れに効果的な食材を使ったスープで、まずは元気を取り戻してやせる土台作りを。

イライラ

ストレスがたまっているとイライラしやすくなってどか食いに走り、太ってしまう原因に。これは、ストレスによって分泌が増えるコルチゾールというホルモンに、食欲増進作用があることも影響。P42〜61の、イライラ改善に効果的な食材を使ったスープなら、ストレスも緩和され、過剰な食欲が収まります。

むくみ

むくみの原因は、塩分の摂りすぎ、冷え、同じ姿勢を続けるなどの原因でリンパの流れが滞り、体内に余分な水分が停滞しているせい。水分が滞ると血流も滞って代謝が下がり、太りやすくなります。P64〜83の、むくみ改善に効果的な食材を使ったスープなら、余分な水分が排出され、むくみのないスッキリボディに。

冷え

体の冷えもダイエットの成功を妨げる大きな原因。体が冷えるのは、血流が滞っているということで、すると内臓の機能も低下して代謝が下がるので、やせにくい体になるのです。P86〜105の、冷えの改善に効果的な食材を使ったスープなら、体が温まって血行が促進し、代謝がアップ。やせ体質にリセットできます。

スープ」の秘密

POINT 2

栄養をグングン吸収する
美腸モードに

Atsushiのスープは、美腸効果が高いのも大きな特徴。腸内環境がよくなく、便秘の状態だとお腹がぽっこりと出てしまいますが、それだけではありません。腸に古い便がたまっていると、いくら体にいい栄養素を摂っても、きちんと吸収されず、肌や髪や筋肉に栄養が行き届かずキレイにやせられないのです。Atsushiのスープは、すべてに食物繊維が豊富な食材が使われ、スープによっては発酵食品も使っているので、便秘が解消して腸がクリーンに。栄養がグングン吸収されるうえ、食物繊維は血糖値の急上昇を抑える効果もあるのでキレイにやせられます。

やせるためにも、美と健康のためにも欠かせないのがたんぱく質です。たんぱく質は、筋肉や肌、髪、爪など、体を作る材料になる重要な栄養素。でも、現代人は、ごはんやパン、パスタなどの炭水化物に偏った食事や、ヘルシーだと思って野菜ばかり摂っているような食事をしている人も多く、たんぱく質不足の人が多数。不足すると筋肉量が落ちて代謝が下がるのでやせにくくなり、肌のハリやツヤ、髪のコシも失われてしまいます。Atsushiのスープは、肉や魚介類や卵、豆類など必ずたんぱく質が多く含まれる食材を使っているので、毎日手軽に補えます。

POINT 3

やっぱり大事なのは
たんぱく質

料理が苦手な人でも続けられる
ALL 4 プロセスで完成！

この本のスープは、材料を切り、耐熱ボウルに具材と水と調味料を入れて軽く混ぜ合わせ、ふんわりとラップをしてレンチンするだけで完成。肉も、切る手間いらずのひき肉を使ったり、しょうがやにんにくはチューブ入りを使ったりといった"時短"の工夫も。料理が苦手な人や忙しい人の強い味方！

1 ▶ **2** ▶ **3** ▶ **4** ▶ **FINISH!**

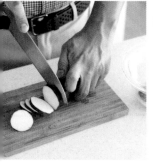

材料を切る

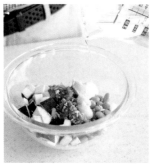

耐熱容器に、具材、
水、調味料を入れる

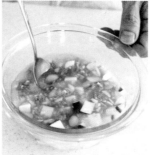

軽く混ぜ合わせる

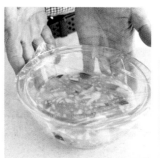

ふんわりと
ラップをしてレンチン

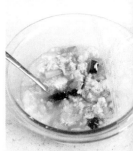

完成！

ひもじさゼロ!

目的に合わせて1日1～2食
置き換えするだけで美しくやせながらお悩み改善

ダイエットをする場合は、朝は水分とフルーツだけにして、まず体内の余分なものを出すのがAtsushiメソッド。とにかく最速でやせたい人は、昼と夜を自分の悩みに合わせたスープに置き換えて。2週間などで無理のないペースで体重を落としたいなら、昼は自由に食べて、夜をスープに置き換え。現在の体重をキープしたい場合は、昼をスープにして、夜は自由に食べてOK。ダイエットに成功したら、2日に1回や、食べすぎた翌日など、好きなときにスープを取り入れて体重と健康の維持を。

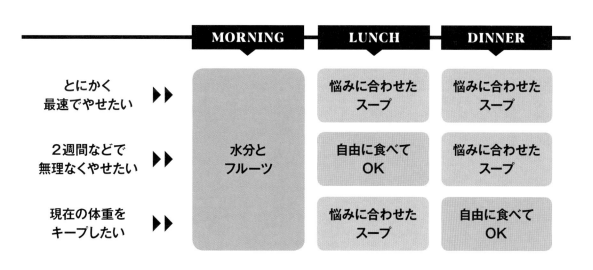

	MORNING	LUNCH	DINNER
とにかく最速でやせたい ▶▶	水分とフルーツ	悩みに合わせたスープ	悩みに合わせたスープ
2週間などで無理なくやせたい ▶▶		自由に食べてOK	悩みに合わせたスープ
現在の体重をキープしたい ▶▶		悩みに合わせたスープ	自由に食べてOK

お悩み改善に効果的なKEY食材、ズラリ！

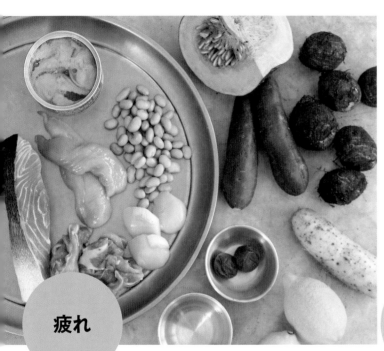

疲れ

疲れによい栄養素が、ビタミンB₁、タウリン、イミダペプチド、クエン酸。ビタミンB₁は、豚肉などに、タウリンは帆立て貝などに、イミダペプチドは鶏胸肉に、クエン酸はレモンや梅干し、酢に豊富。漢方で胃腸の機能を高めて気を補うとされる、芋類や大豆、かぼちゃ、さけなども効果的。

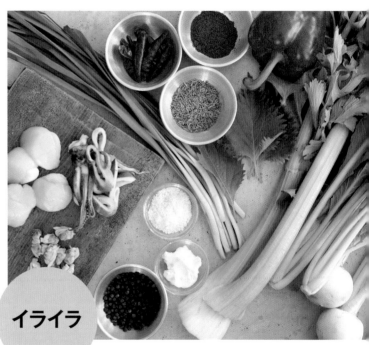

イライラ

漢方で滞った気を巡らし、イライラ改善によいとされるのが、セロリやしそ、パプリカ、にらなどの香味野菜や、赤唐がらしなどの香辛料、帆立て貝、いか、あさりなど。チーズなどの、脳神経の興奮を鎮めるカルシウムや、気持ちを穏やかにするセロトニンの原料となるトリプトファンを含む食材も◎。

この本のスープは、4つの悩み別に、その改善に効く栄養素を含む食材を使用。さらに漢方に基づいた不調改善によい食材も組み合わせています。それぞれの悩みに効くのは、以下のような食材！

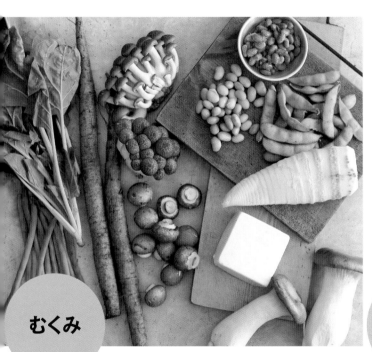

むくみ

むくみ改善によいのが、きのこ類、豆腐、枝豆、ほうれんそう、ごぼう、竹の子など、漢方で利尿作用があるとされる食材。ごぼうは体内の水分を調節するサポニンも含有。余分な塩分を排出するカリウムを含む大豆、さやいんげん、納豆や、老廃物を排出するクエン酸が多いレモンなども効果が。

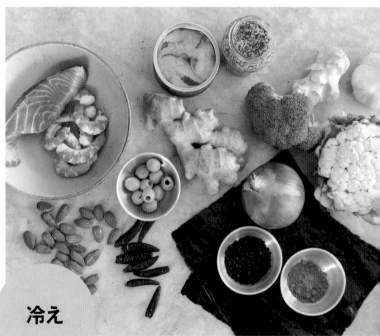

冷え

冷えによいのが、熱エネルギーとなるたんぱく質と、さけやさば、えび、しょうが、玉ねぎ、こしょう、カレー粉など、漢方で体を温めるとされる食材。血行を促すビタミンEが多い赤唐がらし、アーモンド、オリーブや、鉄の吸収を促すビタミンCが多いブロッコリーや焼きのりなども有効。

本書の使い方

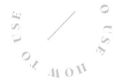

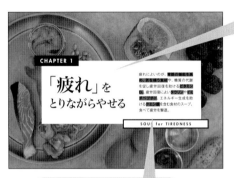

このスープに入っている主な食材を
のせました（※スープ一杯で摂れる
食材のグラム数にはなっていません）。

この本で紹介している全 **46** レシピは
女性のお悩み改善＋ダイエットを叶える
一石二鳥スープです。
気になる **CHAPTER** から
チェックしてみてください。

パタンと
開いたまま
料理できる
特別仕様です。

よりわかりやすいよう
食材の分量を
グラム数だけでなく
おおよその個数でも
表記しています。

悩みに効果的な
食材や栄養素を紹介。

気になる糖質量と
たんぱく質量をチェック！
年齢や運動頻度により
目標とすべきたんぱく質摂取量の
目安にしてください。

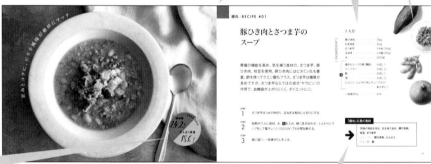

このスープの **KEY食材**を
わかりやすく整理。

注意事項

●大さじ 1 ＝ 15㎖、小さじ 1 ＝ 5㎖です。 ●「少々」は指 2 本でつまんだ分量です。 ●基本的に、洗う、種や芽、へた、わたを取るなどの野菜の下ごしらえはすべて省略して表記しています。 ●個数や重量は目安です。スープの水分が足りなければ、水を適宜足してください。 ●野菜は特に表記がない限り、すべて皮つきで使っています。 ●豆乳は成分無調整豆乳を使っています。 ●アーモンドやカシューナッツは無塩・素焼きのものを使っています。 ●この本で紹介しているレシピはすべて 500W の電子レンジで作っています。加熱時間は、お使いの電子レンジのワット数や機種によって、様子を見ながら調整してください。 ●必ず「耐熱性の器」を使って調理してください。 ●食材の切り方や大きさによって火の通り方が変わることがあります。加熱にムラがあった場合は、一度取り出して混ぜたり、食材の上下を返したりしてください。

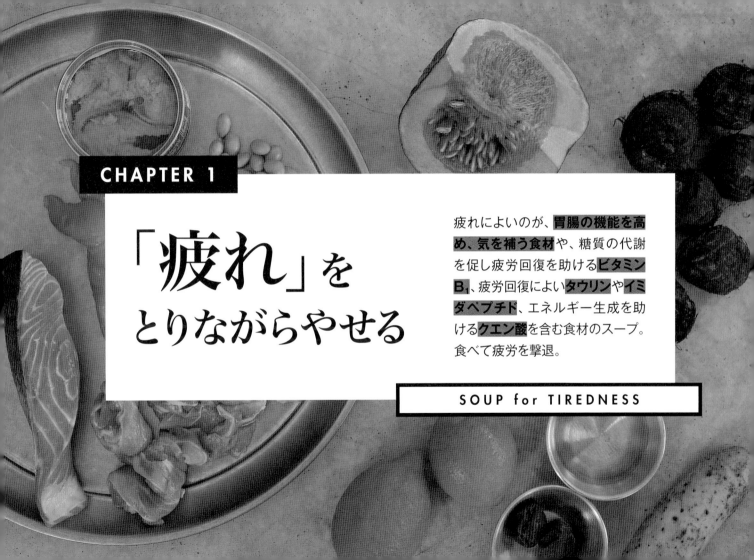

CHAPTER 1

「疲れ」を
とりながらやせる

疲れによいのが、**胃腸の機能を高め、気を補う食材**や、糖質の代謝を促し疲労回復を助ける**ビタミンB₁**、疲労回復によい**タウリン**や**イミダペプチド**、エネルギー生成を助ける**クエン酸**を含む食材のスープ。食べて疲労を撃退。

SOUP for TIREDNESS

甘みとコクに、ピリ辛風味が絶妙にマッチ

FOOD DATA

糖質量
24.2g

たんぱく質量
18.6g

豚ひき肉とさつま芋の スープ

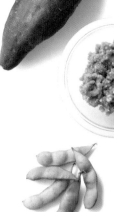

胃腸の機能を高め、気を補う食材の、さつま芋、豚ひき肉、枝豆を使用。豚ひき肉にはビタミンB₁も豊富。酢を使ってクエン酸もプラス。さつま芋は糖質が多めですが、さつま芋ならではの成分“ヤラピン”の作用で、血糖値が上がりにくく、ダイエットに◎。

(INGREDIENT)

1人分

豚ひき肉	70g
むき枝豆	30g
さつま芋	1/4本（50g）
玉ねぎ	1/4個（50g）
水	200㎖

A
鶏がらスープの素（顆粒）	小さじ1
ナンプラー	小さじ2
酢	大さじ1
酒	小さじ2
にんにく、しょうが（共にチューブ入り）	各小さじ1

一味唐がらし	少々

STEP 1

さつま芋は1㎝の角切り、玉ねぎは粗みじん切りにする。

STEP 2

耐熱ボウルに具材、水、**A**を入れ、軽く混ぜ合わせ、ふんわりとラップをして電子レンジ（500W）で6分間加熱する。

STEP 3

器に盛り、一味唐がらしをふる。

「疲れ」に効く食材

> 胃腸の機能を高め、気を補う食材／**豚ひき肉、枝豆、さつま芋**
> ビタミンB₁／**豚ひき肉、にんにく**
> クエン酸／**酢**

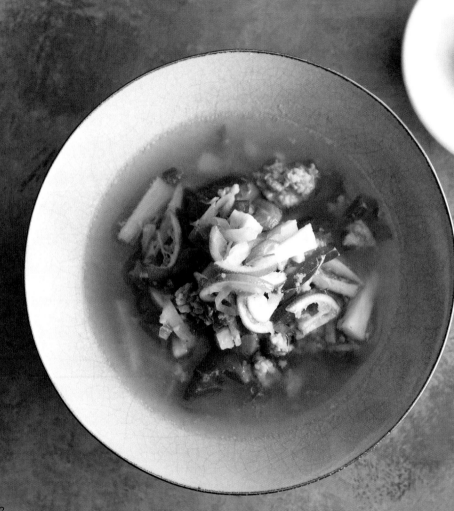
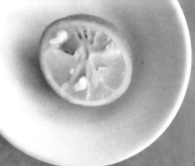

さわやかな香りに

疲れも吹き飛ぶ！

FOOD DATA

糖質量
16.7g

たんぱく質量
15.9g

22

豚ひき肉と長芋の
さっぱりすだちスープ

胃腸の機能を高め、気を補う、豚ひき肉と長芋の組み合わせ。疲労回復を助けるクエン酸が豊富なすだちは、汁を絞るだけでなく、せん切りにしてトッピングにも使用。すだちのさわやかな酸味と、ビターなパプリカの風味がきいた香り豊かな一皿。

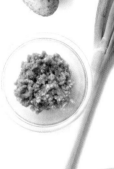

1人分

(INGREDIENT)

豚ひき肉	70g
長芋	1/10本(60g)
赤パプリカ	1/4個(40g)
長ねぎ(青い部分)	30g
すだち	1個
水	200㎖

A
コンソメスープの素(顆粒)	小さじ1
ナンプラー	小さじ1と1/2
酒	小さじ2
にんにく、しょうが(共にチューブ入り)	各小さじ1

STEP 1
長芋は皮をむき、赤パプリカと共に2cm長さの細切り、長ねぎは2cm長さの斜め薄切り、すだちは半分に切る。

STEP 2
耐熱ボウルにすだち以外の具材、水、**A**を入れ、軽く混ぜ合わせ、ふんわりとラップをして電子レンジ(500W)で6分間加熱する。

STEP 3
器に盛り、すだちを絞る。絞った後に半量をせん切りにしてのせる。

「疲れ」に効く食材

胃腸の機能を高め、気を補う食材／
豚ひき肉、長芋
ビタミンB₁／**豚ひき肉、にんにく**
クエン酸／**すだち**

マスタードのさわやかな辛みが美味

糖質量
12.2g

FOOD DATA

たんぱく質量
17.1g

鶏胸ひき肉の
カレーマスタードスープ

疲労回復効果が高いイミダペプチドが豊富な鶏胸ひき肉と、ビタミンB₁が含まれる豆苗を使用。カレー風味に、干ししいたけのうまみ成分"グアニル酸"による豊かなコクと、粒マスタードのさわやかな辛みが加わって、おいしさが倍増！

1人分

(INGREDIENT)

鶏胸ひき肉	70g
玉ねぎ	1/4個(50g)
豆苗	1/3パック(30g)
干ししいたけ(薄切り)	4〜5枚(5g)
水	200㎖

A

鶏がらスープの素(顆粒)	小さじ1と1/2
カレー粉	小さじ2
粒マスタード	小さじ2
酒	小さじ2
塩	少々
にんにく、しょうが(共にチューブ入り)	各小さじ1

STEP 1

玉ねぎは2㎝長さの薄切りに、豆苗は2㎝長さに切る。

STEP 2

耐熱ボウルに具材、水、**A**を入れ、軽く混ぜ合わせ、ふんわりとラップをして電子レンジ(500W)で6分間加熱する。

「疲れ」に効く食材

胃腸の機能を高め、気を補う食材／鶏胸ひき肉
ビタミンB₁／豆苗、にんにく
イミダペプチド／鶏胸ひき肉
クエン酸／粒マスタード

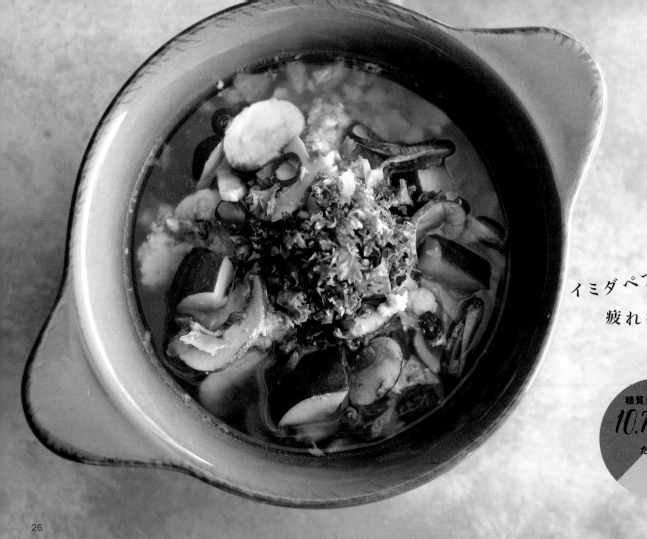

イミダペプチドで

疲れを撃退！

FOOD DATA

糖質量
10.7 g

たんぱく質量
17.3 g

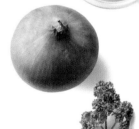

鶏胸ひき肉の
チーズサワーコンソメスープ

イミダペプチドが含まれる鶏胸ひき肉を使った疲労回復効果の高いスープ。クエン酸を含むバルサミコ酢もミックス。玉ねぎの優しい甘みと、パルメザンチーズのコク、バルサミコ酢のまろやかな酸味が味わいを豊かに。歯ごたえも抜群。

（ INGREDIENT ）

1人分

鶏胸ひき肉	70g
玉ねぎ	小1/2個（40g）
ブラウンマッシュルーム	3個（30g）
ズッキーニ	1/3本（50g）
パセリ	少々
水	200㎖

A
コンソメスープの素（顆粒）	小さじ 1 と1/2
パルメザンチーズ	大さじ 1
バルサミコ酢	大さじ 1
赤唐がらし（小口切り）	1/2本分
にんにく（チューブ入り）	小さじ 1
塩	少々

STEP 1
玉ねぎは粗みじん切り、ブラウンマッシュルームは薄切り、ズッキーニは厚めのいちょう切り、パセリは粗みじん切りにする。

STEP 2
耐熱ボウルにパセリ以外の具材、水、**A** を入れ、軽く混ぜ合わせ、ふんわりとラップをして電子レンジ（500W）で6分間加熱する。

STEP 3
器に盛り、パセリをのせる。

「疲れ」に効く食材

胃腸の機能を高め、気を補う食材／**鶏胸ひき肉**
ビタミンB₁／**にんにく**
イミダペプチド／**鶏胸ひき肉**
クエン酸／**バルサミコ酢**

海の香りとさわやかな
酸味が広がる

FOOD DATA

糖質量
17.2 g

たんぱく質量
15.3 g

帆立て貝とミニトマトの
イタリアンスープ

胃腸の機能を高め、気を補う里芋と、タウリンを含む帆立て貝、クエン酸が摂れる白ワインビネガーを組み合わせたスープ。里芋のほっこり感、帆立て貝の海の香り、ミニトマトとワインビネガーのさわやかな酸味で、奥行きのある味わいに。

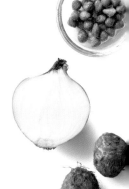

(INGREDIENT)

1人分

帆立て貝	3個（70g）
里芋水煮	50g
ミニトマト	5個
玉ねぎ	1/8個（30g）
ケッパー	大さじ1
パセリ	少々
水	200ml

A

コンソメスープの素（顆粒）	小さじ2
アンチョビペースト	小さじ1
白ワインビネガー	小さじ2
にんにく（チューブ入り）	小さじ1
オリーブオイル	少々

STEP 1
里芋水煮は半分に切る。ミニトマトは半分に切る。玉ねぎは2cm長さの薄切り、パセリはみじん切りにする。

STEP 2
耐熱ボウルにパセリ以外の具材、水、**A**を入れ、軽く混ぜ合わせ、ふんわりとラップをして電子レンジ（500W）で6分間加熱する。加熱後にパセリを散らす。

「疲れ」に効く食材

胃腸の機能を高め、気を補う食材／里芋
ビタミンB₁／にんにく
タウリン／帆立て貝、アンチョビペースト
クエン酸／白ワインビネガー

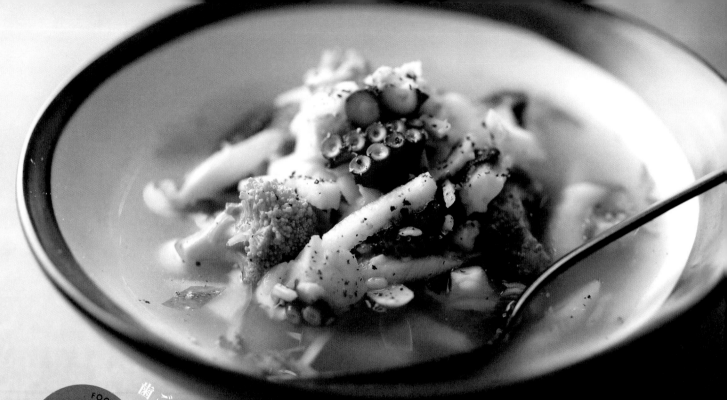

歯ごたえがよく、満足感も抜群

FOOD DATA

糖質量
15.8 g

たんぱく質量
18.7 g

たこと長芋のスープ

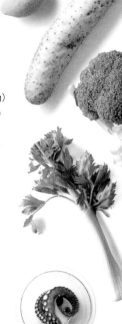

タウリンが豊富なたこを使ったスープ。胃腸の機能を高め、気を補う長芋や、クエン酸を含むレモンも使用。たこ、長芋、セロリ、ブロッコリーと歯ごたえのよい食材を組み合わせているので、高い満足感が。レモンが香るさわやかな味わい。

(INGREDIENT)

1人分

ボイルだこ	70g
長芋	1/10本（50g）
セロリ	1/2本（40g）
ブロッコリー	2房（30g）
レモン	1/4個（30g）
水	200㎖

A
コンソメスープの素（顆粒）	小さじ1
塩こうじ	小さじ2
酒	小さじ2
にんにく（チューブ入り）	小さじ1

黒こしょう	少々

STEP 1
ボイルだこは一口大に切る。長芋は皮をむき、セロリと共に2〜3㎝長さの細切り、セロリの葉はざく切りにする。ブロッコリーは小さめの小房に分ける。

STEP 2
耐熱ボウルにレモン以外の具材、水、A を入れ、軽く混ぜ合わせ、ふんわりとラップをして電子レンジ（500W）で4分間加熱する。加熱後にレモンを絞る。

STEP 3
器に盛り、黒こしょうをふる。

「疲れ」に効く食材

→
胃腸の機能を高め、気を補う食材／**長芋**
ビタミンB₁／**にんにく**
タウリン／**たこ**
クエン酸／**レモン**

うまみたっぷりのえびは疲労回復効果も大

FOOD DATA

糖質量
17.7g

たんぱく質量
15.0g

かぼちゃとえびの
南イタリア風スープ

かぼちゃ、えびと、胃腸の機能を高め、気を補う2つの食材の組み合わせ。えびはタウリンも多く含まれる、優秀な疲労回復食材。カラフルな野菜に、バルサミコ酢、白ワイン、オリーブオイルを使うことで、南イタリア風の仕上がりに。

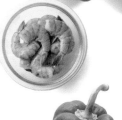

1人分

(INGREDIENT)

殻つきえび（無頭）…………	4尾（80g）
かぼちゃ …………………	50g
赤パプリカ…………………	1/8個（20g）
ズッキーニ…………………	1/3本（50g）
ケッパー…………………	大さじ1
水…………………………	200㎖

A

コンソメスープの素（顆粒）…………	小さじ1と1/2
バルサミコ酢 …………	大さじ1
白ワイン …………	小さじ2
にんにく（チューブ入り）…	小さじ1
オリーブオイル…………	小さじ1
塩………………………	少々

黒こしょう…………………	少々

STEP 1
かぼちゃ、赤パプリカ、ズッキーニは1㎝の角切りにする。

STEP 2
耐熱ボウルに具材、水、**A**を入れ、軽く混ぜ合わせ、ふんわりとラップをして電子レンジ（500W）で6分間加熱する。

STEP 3
器に盛り、黒こしょうをふる。

「疲れ」に効く食材

胃腸の機能を高め、気を補う食材／**えび、かぼちゃ**
ビタミンB₁／**にんにく**
タウリン／**えび**
クエン酸／**バルサミコ酢**

自然な甘みがある優しい味わい

FOOD DATA

糖質量
21.9g

たんぱく質量
29.3g

かぼちゃと大豆、えびのチリポタージュ

胃腸の機能を高め、気を補うかぼちゃ、大豆、えびの3つをポタージュに。ミキサーで素材をかくはんするポタージュは、栄養素が溶け出し、体に吸収されやすいので◎。えびのコク、かぼちゃや玉ねぎの甘みがきいた優しい味わい。

（INGREDIENT）

1人分

ボイルえび	5尾（50g）
かぼちゃ	50g
玉ねぎ	1/8個（30g）
大豆水煮（缶詰）	40g
パセリ	少々
水	50㎖

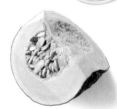

A
コンソメスープの素（顆粒）	小さじ1と1/2
チリパウダー	小さじ1
クリームチーズ	30g
酒	小さじ2
にんにく（チューブ入り）	小さじ1
豆乳	150㎖

STEP 1
かぼちゃ、玉ねぎは一口大に切る。パセリはみじん切りにする。

STEP 2
耐熱ボウルに❶を入れ、ふんわりとラップをして電子レンジ（500W）で4分間加熱する。

STEP 3
ミキサーに❷と大豆、ボイルえび、水、**A**を入れ、なめらかになるまでかくはんする。

STEP 4
耐熱ボウルに❸を入れ、ふんわりとラップをして電子レンジ（500W）で2分間加熱する。

STEP 5
器に盛り、パセリをのせる。

「疲れ」に効く食材

胃腸の機能を高め、気を補う食材／えび、**かぼちゃ、大豆**
ビタミンB₁／**にんにく**
タウリン／**えび**

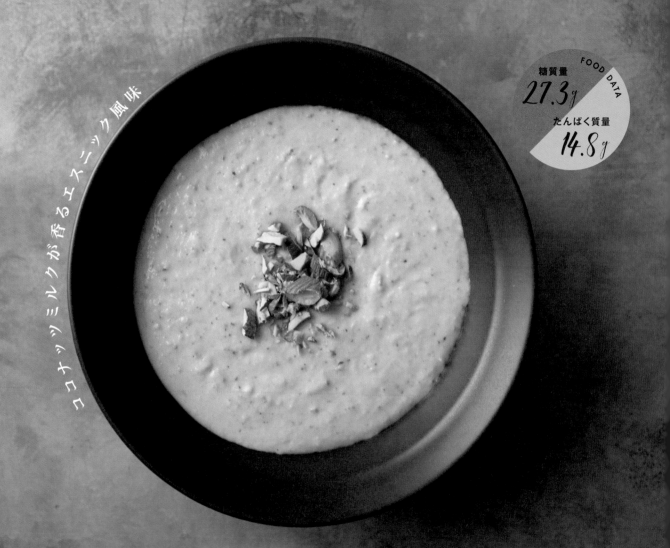

ココナッツミルクが香るエスニック風味

さつま芋の
ココナッツポタージュ

胃腸の機能を高め、気を補うさつま芋、大豆を使ったポタージュ。さつま芋や玉ねぎ、ココナッツミルクの自然な甘みや、アーモンドの香ばしさ、クリームチーズのコクが溶け合い、豊かな味わいに。ほんのりエスニックテイストで美味。

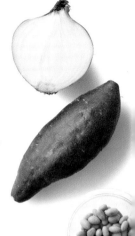
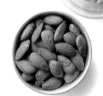

（ INGREDIENT ）

1 人分

大豆水煮（缶詰）	50g
さつま芋	1/4本（50g）
玉ねぎ	小1/2個（40g）
アーモンド	10粒
水	100㎖

A
コンソメスープの素（顆粒）	小さじ 1 と 1/2
クリームチーズ	30g
酒	小さじ 2
にんにく（チューブ入り）	小さじ 1
ココナッツミルク	150㎖

STEP 1
さつま芋、玉ねぎは一口大に切る。

STEP 2
耐熱ボウルに❶を入れ、ふんわりとラップをして電子レンジ（500W）で4分間加熱する。

STEP 3
ミキサーに❷と大豆、アーモンド6粒、水、**A**を入れ、なめらかになるまでかくはんする。

STEP 4
耐熱ボウルに❸を入れ、ふんわりとラップをして電子レンジ（500W）で2分間加熱する。

STEP 5
器に盛り、残りのアーモンドを細かく砕いてのせる。

「疲れ」に効く食材

胃腸の機能を高め、気を補う食材／
大豆、さつま芋
ビタミンB₁／**にんにく**

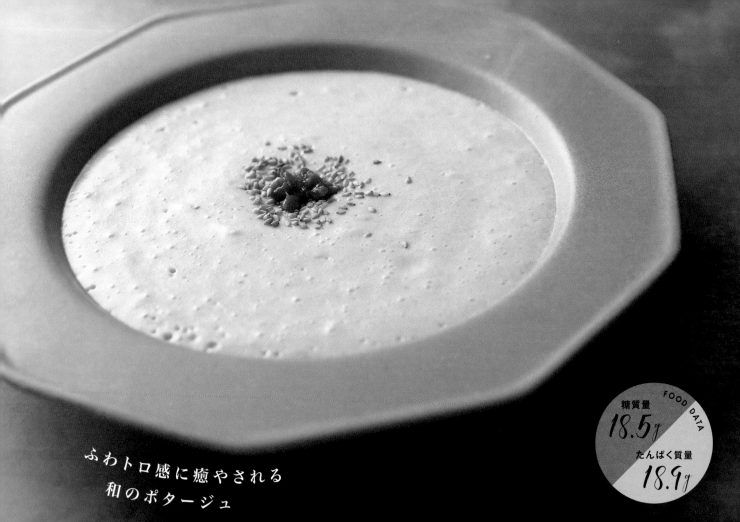

ふわトロ感に癒やされる
和のポタージュ

FOOD DATA

糖質量
18.5g

たんぱく質量
18.9g

里芋と厚揚げの
梅ポタージュ

胃腸の機能を高め、気を補う2つの食材、里芋と大豆を使ったポタージュに、クエン酸を含む梅干しをトッピング。厚揚げをミックスすることで、独特のふわトロ感が。かつおだしに、塩こうじのまろやかさが加わった、和テイストのポタージュ。

STEP 1
厚揚げ、長ねぎは一口大に切り、梅干しは種を取り除き、少々をみじん切りにする。

STEP 2
耐熱ボウルに❶（みじん切りにした梅干しは除く）と大豆水煮、里芋水煮を入れ、ふんわりとラップをして電子レンジ（500W）で3分間加熱する。

STEP 3
ミキサーに❷と水、**A**を入れ、なめらかになるまでかくはんする。

STEP 4
耐熱ボウルに❸を入れ、ふんわりとラップをして電子レンジ（500W）で2分間加熱する。

STEP 5
器に盛り、白いりごまをふり、みじん切りにした梅干しをのせる。

(INGREDIENT)

1人分

大豆水煮（缶詰）…………	50g
厚揚げ………………………	1/3枚（50g）
長ねぎ（白い部分）………	1/3本（30g）
梅干し………………………	大1個
里芋水煮……………………	70g
水……………………………	50㎖

A
かつおだしの素（顆粒）……	小さじ1
塩こうじ ……………………	小さじ2
酒……………………………	小さじ2
白すりごま （チューブ入り）	大さじ1
にんにく（チューブ入り）…	小さじ1
豆乳…………………………	150㎖

白いりごま …………………	少々

「疲れ」に効く食材

胃腸の機能を高め、気を補う食材／**大豆、里芋**
ビタミンB₁／**にんにく**
クエン酸／**梅干し**

Atsushi が実践している
「やせぐせ」習慣

　僕は太りやすい体質なのですが、太らないために続けているのは、スープ以外では、朝は旬のフルーツと水分だけにすること。朝は排泄の時間とされ、排泄に重点をおくことが大切です。フルーツには、消化や代謝を助ける酵素が豊富で、消化時間が20分程度と早いので、胃腸が休まり、排泄機能も高まってやせやすい体になります。

　また、無農薬のすだちを皮ごとミネラルウォーターに入れた"すだちウォーター"もたっぷり飲みます。すだちの皮には"スダチチン"という脂肪燃焼を促す成分が含まれ、ダイエットに効果的なの

です。さらに、最近続けているのが、1日のうち8時間は自由に食べ、残りの16時間は水分だけにする"8時間ダイエット"。最後に食べてから10時間ほど経つと、肝臓に蓄えられた糖がなくなって脂肪が分解され、エネルギーとして使われ始めます。そして16時間経つと、古い細胞を生まれ変わらせる"オートファジー"が機能し始め、老廃物が一掃され、全身の細胞や器官が活性化し、肥満解消にもなるそう。

　この方法とスープで、自粛太りした体重を、1ヵ月半で3kg落としました。8時間以内なら自由に食べられるので続けやすく、おすすめ！

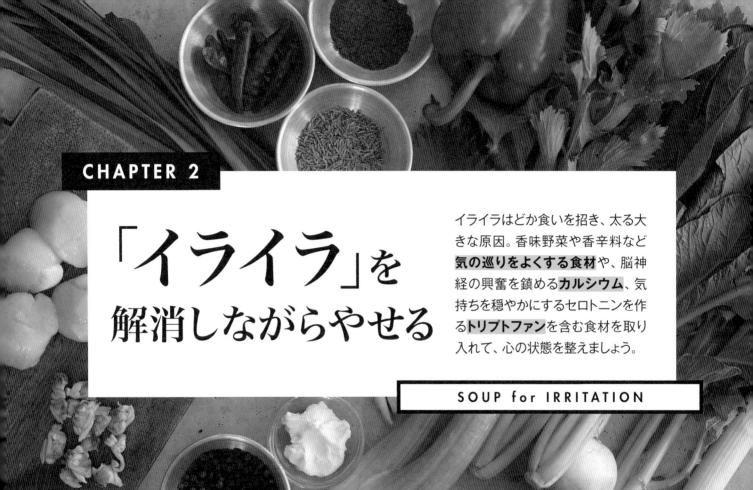

CHAPTER 2

「イライラ」を解消しながらやせる

イライラはどか食いを招き、太る大きな原因。香味野菜や香辛料など**気の巡りをよくする食材**や、脳神経の興奮を鎮める**カルシウム**、気持ちを穏やかにするセロトニンを作る**トリプトファン**を含む食材を取り入れて、心の状態を整えましょう。

SOUP for IRRITATION

さわやかでマイルドな
カレー味がやみつきに

糖質量
17.2 g

FOOD DATA

たんぱく質量
22.7 g

あさりのスパイシーカレー豆乳スープ

あさりにセロリ、赤パプリカ、かぶ、レモン、カレー粉など、気の巡りをよくする食材がたっぷり。かぶは葉にカルシウムが多いので捨てずに使いましょう。トリプトファンが含まれる豆乳がベースなので辛さがマイルド。豊かな香りに癒やされて。

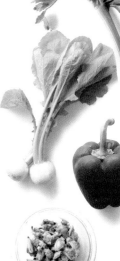

1 人分

(INGREDIENT)

あさり水煮(缶詰・汁ごと)	70g
セロリ	1/2本(40g)
赤パプリカ	1/4個(40g)
かぶ	小1個(100g)
レモン	1/4個(30g)
水	50㎖

A
コンソメスープの素(顆粒)	小さじ1と1/2
カレー粉	小さじ2
白ワイン	小さじ2
赤唐がらし(小口切り)	1本分
にんにく、しょうが(共にチューブ入り)	各小さじ1
豆乳	150㎖

クミンシード	小さじ1/2

STEP 1
セロリ、赤パプリカ、かぶ(葉以外)は1㎝の角切り、かぶの葉はみじん切りにする。レモンは1/4個のうち1枚分を薄い半月切りにする。

STEP 2
耐熱ボウルにかぶの葉とレモン、クミンシード以外の具材、水、**A**を入れ、軽く混ぜ合わせ、ふんわりとラップをして電子レンジ(500W)で5分間加熱する。加熱後にかぶの葉を加える。

STEP 3
器に盛り、半月切りにしたレモンをのせ、残りのレモンを絞り、クミンシードを散らす。

「イライラ」に効く食材

気の巡りをよくする食材／**あさり、セロリ、赤パプリカ、かぶ、レモン、カレー粉、赤唐がらし、にんにく、しょうが、クミンシード**
カルシウム／**かぶの葉**
トリプトファン／**豆乳**

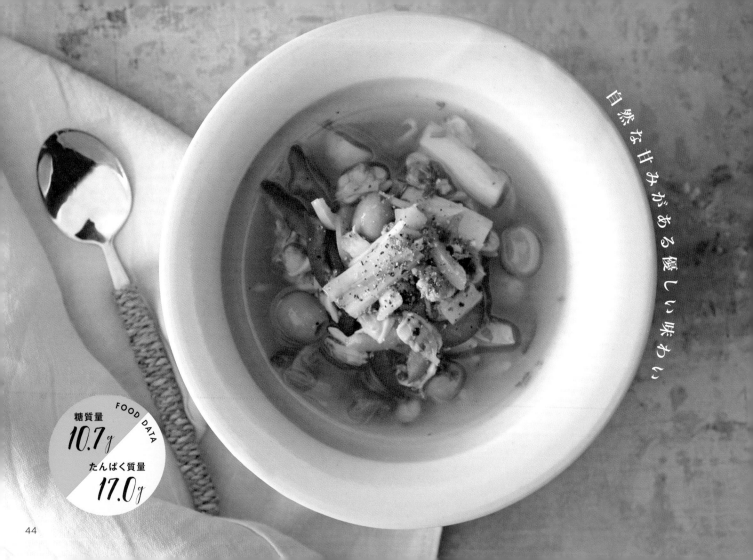

自然な甘みがある優しい味わい

糖質量
10.7g

FOOD DATA

たんぱく質量
17.0g

あさりとパプリカのスープ

気の巡りをよくするあさり、赤・黄パプリカ、セロリ、にんにく、黒こしょうや、カルシウムが豊富なパセリを使ったスープ。香味野菜のさわやかな香りと味わいに、スパイスがアクセントとなり、口の中においしさが広がります。

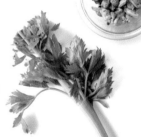

（ INGREDIENT ）

1人分

あさり水煮（缶詰・汁ごと）	
………	70g
赤パプリカ …………………	1/4個（40g）
黄パプリカ …………………	1/4個（40g）
セロリ ………………………	1/2本（40g）
オリーブ（種なし）…………	6個
パセリ ………………………	少々
水…………………………	200㎖

A
コンソメスープの素（顆粒）	
………	小さじ 1
アンチョビペースト………	小さじ 1
白ワイン …………………	小さじ 2
にんにく、しょうが（共にチューブ入り）	
………	各小さじ 1

黒こしょう…………………	少々

STEP 1
赤パプリカ、黄パプリカ、セロリは3㎝長さの細切り、パセリはみじん切りにする。

STEP 2
耐熱ボウルにパセリ以外の具材、水、**A**を入れ、軽く混ぜ合わせ、ふんわりとラップをして電子レンジ（500W）で5分間加熱する。加熱後にパセリを散らす。

STEP 3
器に盛り、黒こしょうをふる。

「イライラ」に効く食材

気の巡りをよくする食材／**あさり、赤パプリカ、黄パプリカ、セロリ、にんにく、黒こしょう**
カルシウム／**パセリ**

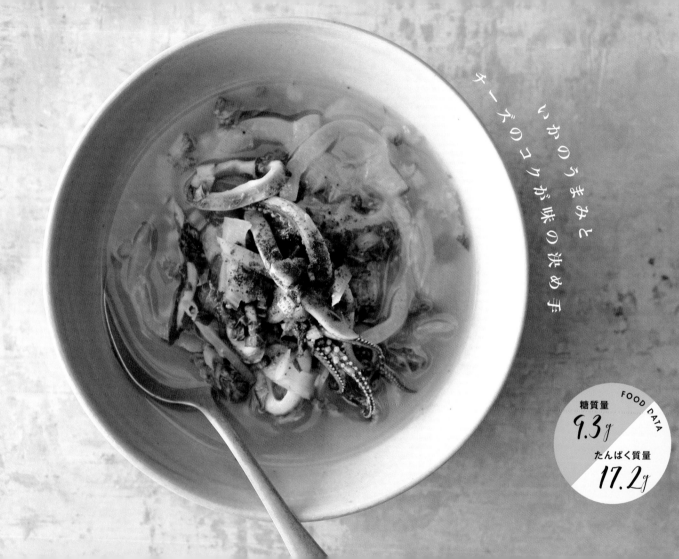

いかのうまみと
チーズのコクが味の決め手

ボイルいかと小松菜のスープ

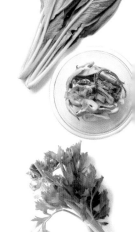

気の巡りをよくするいかと、香味野菜、香辛料を組み合わせたスープ。小松菜は、気の巡りをよくするだけでなくカルシウムも含有。カルシウム、トリプトファン共に豊富なパルメザンチーズがほどよいコクをプラス。食べごたえがある一品。

1人分

(INGREDIENT)

ボイルいか	70g
小松菜	1/6束(40g)
セロリ	1/2本(40g)
黄パプリカ	1/4個(40g)
レモン	1/4個(30g)
水	200㎖

A
コンソメスープの素(顆粒)	小さじ1と1/2
パルメザンチーズ	大さじ1
白ワイン	小さじ2
にんにく(チューブ入り)	小さじ1

チリパウダー	小さじ1

STEP 1
小松菜は粗みじん切り、セロリは3㎝長さの斜め薄切り、黄パプリカは3㎝長さの細切りにする。

STEP 2
耐熱ボウルにレモン以外の具材、水、**A**を入れ、軽く混ぜ合わせ、ふんわりとラップをして電子レンジ(500W)で5分間加熱する。加熱後にレモンを絞る。

STEP 3
器に盛り、チリパウダーをふる。

「イライラ」に効く食材

気の巡りをよくする食材／**いか、小松菜、セロリ、黄パプリカ、レモン、にんにく、チリパウダー**
カルシウム／**小松菜、パルメザンチーズ**
トリプトファン／**パルメザンチーズ**

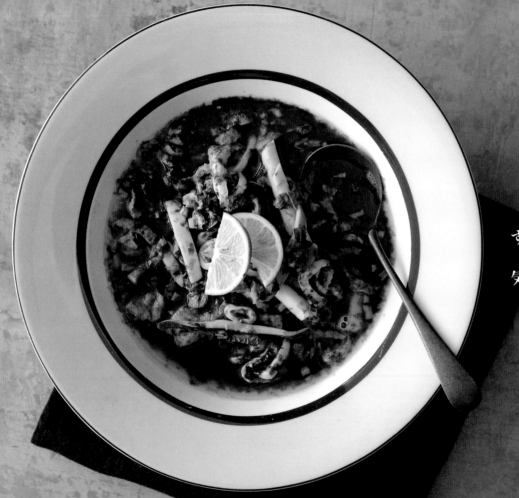

海 の 香 り と
す だ ち の 香 り で
気 分 リ フ レ ッ シ ュ

FOOD DATA

糖質量
7.3g

たんぱく質量
21.5g

ボイルいかとかぶの、すだち香るスープ

いか、かぶ、焼きのり、すだち、にんにくの5種類の気の巡りをよくする食材を使用。かぶの葉や油揚げにはカルシウムが豊富。海の香りとすだちの香りが食欲をそそり、さっぱりとした味わいにナンプラーのうまみが加わり、おいしさを底上げ。

（ INGREDIENT ）

1人分

ボイルいか	70g
かぶ	小1個(100g)
油揚げ	1/2枚(15g)
焼きのり	1枚
すだち	1個
水	200㎖

A
コンソメスープの素(顆粒)	小さじ1
ナンプラー	小さじ2
酒	小さじ2
にんにく、しょうが(共にチューブ入り)	各小さじ1

STEP 1
かぶ（葉以外）、油揚げは3㎝長さの細切り、かぶの葉はざく切りにする。焼きのりは細かくちぎる。すだちは2枚分を薄い半月切りにする。

STEP 2
耐熱ボウルにすだち以外の具材、水、**A**を入れ、軽く混ぜ合わせ、ふんわりとラップをして電子レンジ（500W）で5分間加熱する。

STEP 3
器に盛り、半月切りにしたすだちをのせ、残りのすだちを絞る。

「イライラ」に効く食材

気の巡りをよくする食材／いか、かぶ、焼きのり、すだち、にんにく

カルシウム／かぶの葉、油揚げ、焼きのり

ほどよい酸味とまろやかさに癒やされる

FOOD DATA
糖質量
14.9ᵍ

たんぱく質量
20.6ᵍ

しらすとレモンの
クリームチーズスープ

しらす干しと、2種類のチーズからカルシウムがしっかり摂れるスープ。気の巡りをよくする香味野菜や、トリプトファンを含む豆乳も使用。しらす干しと香味野菜、レモンが豊かに香り、チーズと豆乳によってまろやかでクリーミーな仕上がりに。

1人分

（ INGREDIENT ）

しらす干し	40g
クリームチーズ	20g
セロリ	1/2本(40g)
オレンジパプリカ	1/4個(40g)
長ねぎ	1/3本(30g)
三つ葉	少々
レモン	1/3個(40g)
水	50㎖

A
コンソメスープの素（顆粒）	小さじ1と1/2
パルメザンチーズ	大さじ1
白ワイン	小さじ2
にんにく（チューブ入り）	小さじ1
豆乳	150㎖

STEP 1
セロリ、オレンジパプリカは1㎝の角切り、長ねぎは小口切りにする。三つ葉はざく切りにする。レモンは少々をいちょう切りにする。

STEP 2
耐熱ボウルに三つ葉とレモン以外の具材、水、**A**を入れ、軽く混ぜ合わせ、ふんわりとラップをして電子レンジ（500W）で5分間加熱する。

STEP 3
器に盛り、いちょう切りにしたレモンを散らし、残りのレモンを絞る。最後に三つ葉をのせる。

「イライラ」に効く食材

気の巡りをよくする食材／**セロリ、オレンジパプリカ、長ねぎ、三つ葉、レモン、にんにく**
カルシウム／**しらす干し、クリームチーズ、パルメザンチーズ**
トリプトファン／**豆乳**

かきのうまみを
スパイスが引き立てる

FOOD DATA

糖質量
15.0g

たんぱく質量
16.1g

かきとのりの
スパイシースープ

かきや焼きのり、香味野菜と気の巡りをよくする食材をたっぷり使用。カルシウムが多く含まれる油揚げや白すりごまもミックス。かきと焼きのりのうまみが溶け込んだスープに、赤唐がらしや豆板醤、すだちが加わり、ピリ辛でさわやかな味わいに。

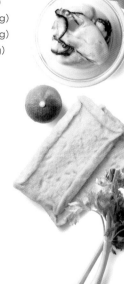

(INGREDIENT)

1人分

かき	6個(90g)
セロリ	1/2本(40g)
黄パプリカ	1/4個(40g)
油揚げ	1/2枚(15g)
焼きのり	1枚
すだち	1個
水	200㎖

A
鶏がらスープの素(顆粒)	小さじ1
オイスターソース	小さじ2
豆板醤(トウバンジャン)	小さじ1
酒	小さじ2
白すりごま	大さじ1
にんにく、しょうが(共にチューブ入り)	各小さじ1

赤唐がらし(小口切り)	1本分

STEP 1
セロリ、黄パプリカ、油揚げは3㎝長さの細切りにする。焼きのりは細かくちぎる。すだちは半分に切る。

STEP 2
耐熱ボウルにすだちと赤唐がらし以外の具材、水、**A**を入れ、軽く混ぜ合わせ、ふんわりとラップをして電子レンジ(500W)で5分間加熱する。加熱後にすだち半分を絞り、残りの半分を細かく刻み、加えて混ぜる。

STEP 3
器に盛り、赤唐がらしをのせる。

「イライラ」に効く食材

気の巡りをよくする食材／**かき、セロリ、黄パプリカ、焼きのり、すだち、にんにく、赤唐がらし**
カルシウム／**油揚げ、白すりごま、焼きのり**

心がやすらぐ、優しい味と香り

卵とじゃこの
スパイシースープ

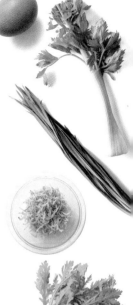

トリプトファンを含む卵と、カルシウムが豊富なちりめんじゃこの組み合わせ。春菊やセロリ、にらなど気の巡りをよくする食材も多数。卵とちりめんじゃこの優しい味と、香味野菜とスパイスの豊かな香りにイライラした気持ちが落ち着くはず。

（ INGREDIENT ）

1 人分

ちりめんじゃこ	30g
卵	1 個
春菊	2株（40g）
セロリ	1/3本（30g）
にら	少々
水	200㎖

A
コンソメスープの素（顆粒）	小さじ 1 と 1/2
酒	小さじ 2
赤唐がらし（小口切り）	1 本分
にんにく、しょうが（共にチューブ入り）	各小さじ 1
チリパウダー	小さじ 1/2

STEP 1
卵は溶く。春菊、セロリは粗みじん切り、にらはみじん切りにする。

STEP 2
耐熱ボウルに溶き卵とにら以外の具材、水、**A**を入れ、軽く混ぜ合わせ、ふんわりとラップをして電子レンジ（500W）で3分間加熱する。

STEP 3
❷をいったん取り出し、溶き卵を加え、再びふんわりとラップをして電子レンジ（500W）で3分間加熱する。

STEP 4
器に盛り、にらをのせる。

「イライラ」に効く食材

気の巡りをよくする食材／春菊、セロリ、にら、赤唐がらし、にんにく、チリパウダー
カルシウム／ちりめんじゃこ
トリプトファン／卵

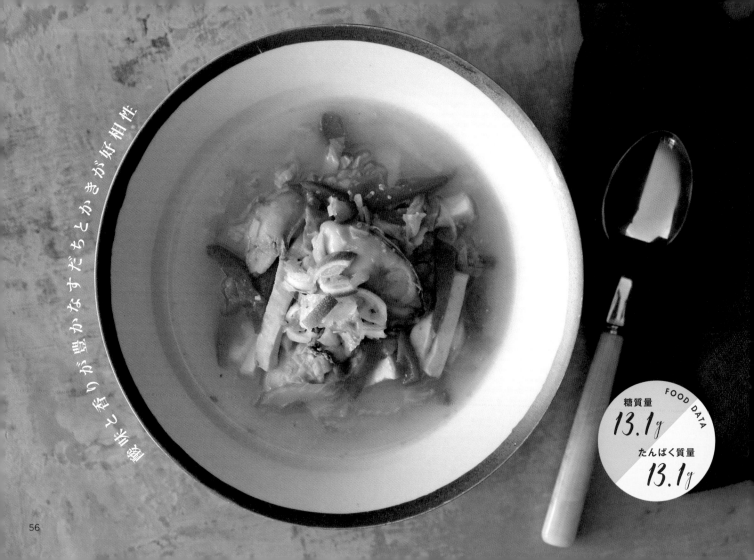

旨味と香りが豊かなすだちときが好相性

FOOD DATA

糖質量
13.1g

たんぱく質量
13.1g

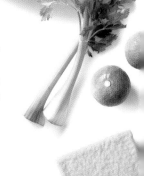

かきと厚揚げ、
キャベツのスープ

気の巡りをよくするかきとキャベツに、カルシウム
を含む厚揚げを組み合わせたスープ。セロリ、赤
パプリカ、すだちと気を巡らす香味野菜も使用。
かきのおいしさを、すだちの香りと酸味が引き立
て、厚揚げのコクも加わって、お腹も心も大満足。

（ INGREDIENT ）

1人分

かき	5個(75g)
厚揚げ	1/3枚(50g)
キャベツ	40g
セロリ	1/2本(40g)
赤パプリカ	1/4個(40g)
すだち	1個
水	200㎖

A
コンソメスープの素（顆粒）	小さじ1
ナンプラー	小さじ2
酒	小さじ2
にんにく、しょうが（共にチューブ入り）	各小さじ1

STEP 1
厚揚げ、キャベツ、セロリ、赤パプリカは細切りにし、すだちは半分
に切る。

STEP 2
耐熱ボウルにすだち以外の具材、水、**A**を入れ、軽く混ぜ合わせ、
ふんわりとラップをして電子レンジ（500W）で5分間加熱する。

STEP 3
器に盛り、すだちの半量を絞り、残りのすだちを細かく刻んでのせ
る。

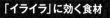

「イライラ」に効く食材

気の巡りをよくする食材／**かき、キャベツ、セロリ、
赤パプリカ、すだち、にんにく**
カルシウム／**かき、厚揚げ**

糖質量
17.3g

FOOD DATA

たんぱく質量
24.8g

さけとパプリカのトマト
チーズクリームポタージュ

さけや赤パプリカなどの気の巡りをよくする食材に、カルシウムを含むカッテージチーズ、トリプトファンを含む豆乳をミックス。香味野菜のビター感、トマトの酸味、さけやカッテージチーズのコク、豆乳のまろやかさが一体になった表情豊かなスープ。

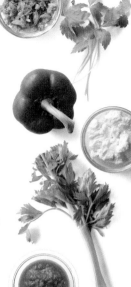

(INGREDIENT)

1人分

さけフレーク ………………	50g
赤パプリカ ………………	1/2個(80g)
セロリ ………………	1/2本(40g)
三つ葉………………	少々
トマト水煮(缶詰) ………	1/3缶(100g)
カッテージチーズ ………	20g
A コンソメスープの素(顆粒)	
………………	小さじ 1 と 1/2
白ワインビネガー………	小さじ 2
にんにく(チューブ入り)…	小さじ 1
豆乳…………………	150ml
黒こしょう………………	少々

STEP 1
赤パプリカ、セロリは一口大に切り、三つ葉はみじん切りにする。

STEP 2
ミキサーに三つ葉以外の具材と **A** を入れ、なめらかになるまでかくはんする。

STEP 3
耐熱ボウルに❷を入れ、ふんわりとラップをして電子レンジ(500W)で4分間加熱する。

STEP 4
器に盛り、黒こしょうをふり、三つ葉をのせる。

「イライラ」に効く食材

気の巡りをよくする食材／**さけフレーク、赤パプリカ、セロリ、三つ葉、にんにく、黒こしょう**
カルシウム／**カッテージチーズ**
トリプトファン／**豆乳**

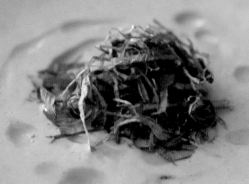

素材のうまみが溶け込んだほっとする味

帆立て貝と小松菜、かぶのしそ香るポタージュ

気の巡りをよくする帆立て貝と、小松菜、かぶ、しそを組み合わせたポタージュ。小松菜、かぶの葉、カッテージチーズ、しそにはカルシウムが、豆乳にはトリプトファンが含まれます。緑の香味野菜と、帆立て貝のうまみが溶け込んだ、ほっとする味。

(INGREDIENT)

1 人分

帆立て貝	3個(70g)
小松菜	1/5束(50g)
かぶ	小 1 個(100g)
長ねぎ	1/3本(30g)
カッテージチーズ	20g
オリーブ(種なし)	5個
しそ	5枚
水	50㎖

A
コンソメスープの素(顆粒)	小さじ 1 と 1/2
酒	小さじ 2
にんにく(チューブ入り)	小さじ 1
豆乳	150㎖

エクストラバージンオリーブオイル	少々

STEP 1
小松菜、かぶ、長ねぎは一口大に切る。しそはせん切りにする。

STEP 2
耐熱ボウルに小松菜、かぶ、長ねぎ、帆立て貝を入れ、ふんわりとラップをして電子レンジ(500W)で3分間加熱する。

STEP 3
ミキサーに❷とカッテージチーズ、オリーブ、水、**A**を入れ、なめらかになるまでかくはんする。

STEP 4
耐熱ボウルに❸を入れ、ふんわりとラップをして電子レンジ(500W)で2分間加熱する。

STEP 5
器に盛り、しそをのせ、エクストラバージンオリーブオイルをかける。

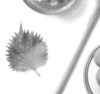

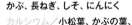
「イライラ」に効く食材

気の巡りをよくする食材／**帆立て貝、小松菜、かぶ、長ねぎ、しそ、にんにく**
カルシウム／**小松葉、かぶの葉、しそ、カッテージチーズ**
トリプトファン／**豆乳**

食事が美人を作る理由

　"いつも美しくありたい"というのは、すべての女性の願いだと思いますが、もともとの顔かたちなどの"造形美"だけで美しいと思われるのは、若いときだけ。年齢を重ねると、肌の透明感や、ツヤのある髪、メリハリのあるボディラインなどのトータルが、美しさの決め手となります。

　そこで何よりも重要なのが食事です。美肌を保てるのは、肌を作るたんぱく質や、肌を老化させる活性酸素を除去する抗酸化成分、皮膚を健康に保つためのビタミンやミネラルなどがしっかり摂れていてこそ。

　また、ツヤのある髪を保つにも、髪の材料となるたんぱく質や、亜鉛やヨウ素などの栄養素が必要ですし、ボディラインを保つにも、たんぱく質をはじめとする栄養素が必要です。

　さらに、腸内環境が悪いと、消化吸収能力が低下し、いくら栄養をしっかり摂っても、肌や髪や筋肉などにきちんと行き渡らないので、腸内環境を整える食物繊維や発酵食品などを摂ることも不可欠。

　つまり、毎日の食事で、バランスよく栄養が摂れていないと、美しさは保てないのです。

　スキンケアやメイクも大事ですが、基本となるのは毎日の食事。スープも取り入れて栄養をしっかり摂って。

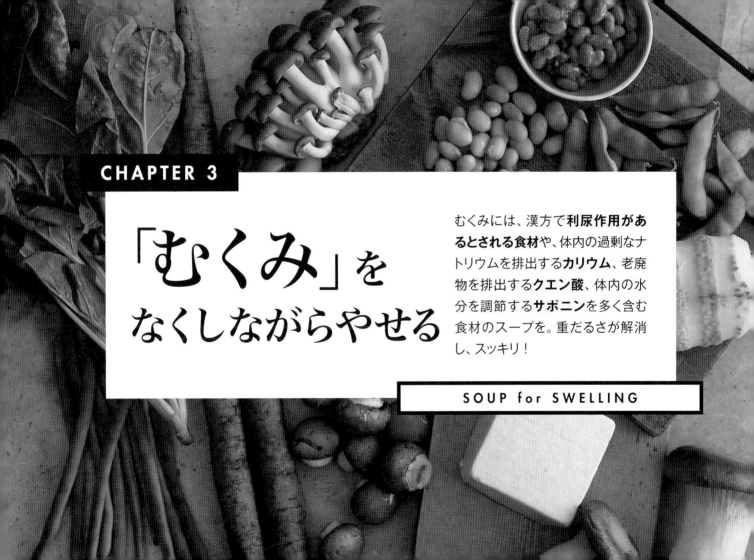

CHAPTER 3

「むくみ」を
なくしながらやせる

むくみには、漢方で**利尿作用があ
るとされる食材**や、体内の過剰なナ
トリウムを排出する**カリウム**、老廃
物を排出する**クエン酸**、体内の水
分を調節する**サポニン**を多く含む
食材のスープを。重だるさが解消
し、スッキリ！

SOUP for SWELLING

素材の味の掛け合わせをいかすおいしさに

ツナと小松菜、ごぼうのスープ

利尿作用がある小松菜やごぼう、マッシュルームに、カリウム豊富なツナを組み合わせたスープ。ごぼうには体内の水分を調節するサポニンも。酢の酸味、塩こうじのまろやかさ、ごま油の香ばしさ、一味唐がらしの辛みが相まってハマるおいしさに。

STEP 1
小松菜は粗みじん切り、ごぼうは小口切り、ブラウンマッシュルームは薄切りにする。

STEP 2
耐熱ボウルに具材、水、**A**を入れ、軽く混ぜ合わせ、ふんわりとラップをして電子レンジ（500W）で5分間加熱する。

STEP 3
器に盛り、一味唐がらしをふる。

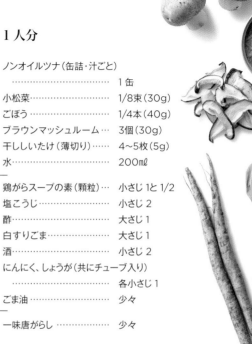

（ INGREDIENT ）

1人分

ノンオイルツナ（缶詰・汁ごと）	1缶
小松菜	1/8束（30g）
ごぼう	1/4本（40g）
ブラウンマッシュルーム	3個（30g）
干ししいたけ（薄切り）	4〜5枚（5g）
水	200㎖

A
鶏がらスープの素（顆粒）	小さじ1と1/2
塩こうじ	小さじ2
酢	大さじ1
白すりごま	大さじ1
酒	小さじ2
にんにく、しょうが（共にチューブ入り）	各小さじ1
ごま油	少々

一味唐がらし	少々

「むくみ」に効く食材

利尿作用がある食材／**小松菜、ごぼう、ブラウンマッシュルーム**
カリウム／**ツナ、ブラウンマッシュルーム、干ししいたけ、酢、白すりごま、酒、にんにく**
クエン酸／**酢**
サポニン／**ごぼう、にんにく**

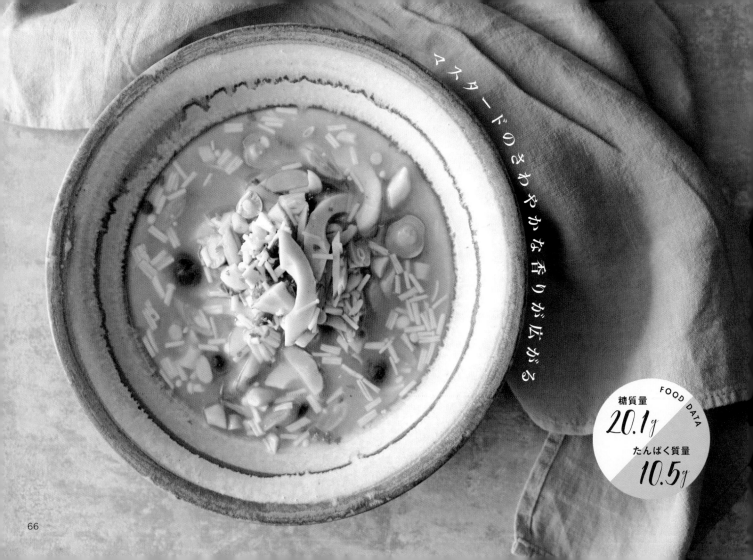

マスタードのさわやかな香りが広がる

糖質量
20.1g

たんぱく質量
10.5g

ちくわときのこの
マスタードスープ

利尿作用があり、カリウムも豊富なしめじ、えのき
だけ、さやいんげんの3食材に、ごぼうを組み合わ
せたむくみ解消効果抜群のスープ。口に含むと、
素材のうまみと、マスタードのサワー感や香りがい
っぱいに広がり、お腹も心も満たされます。

(INGREDIENT)

1人分

焼きちくわ………………	2本(50g)
しめじ …………………	1/3パック(30g)
えのきだけ ……………	1/2袋(30g)
ごぼう …………………	1/4本(40g)
さやいんげん …………	4本(50g)
パセリ …………………	少々
水………………………	200㎖

A

コンソメスープの素(顆粒)………………	小さじ1と1/2
マスタード ……………	大さじ1
白ワイン ………………	小さじ2
にんにく、しょうが(共にチューブ入り)………………	各小さじ1

STEP 1

焼きちくわは縦半分に切ってから斜め薄切りにする。しめじ、えの
きだけは石づきを切り落とし、しめじは小房に分け、えのきだけは1
㎝長さに切る。ごぼうは皮ごと縦半分に切ってから、斜め薄切りに、
さやいんげんは1㎝長さの斜め切りにする。パセリはみじん切りに
する。

STEP 2

耐熱ボウルにパセリ以外の具材、水、**A**を入れ、軽く混ぜ合わせ、
ふんわりとラップをして電子レンジ(500W)で5分間加熱する。
加熱後にみじん切りにしたパセリを散らす。

「むくみ」に効く食材

→ 利尿作用がある食材／しめじ、えのきだけ、
ごぼう、さやいんげん
カリウム／しめじ、えのきだけ、さやいんげん、
パセリ、にんにく
サポニン／ごぼう、にんにく

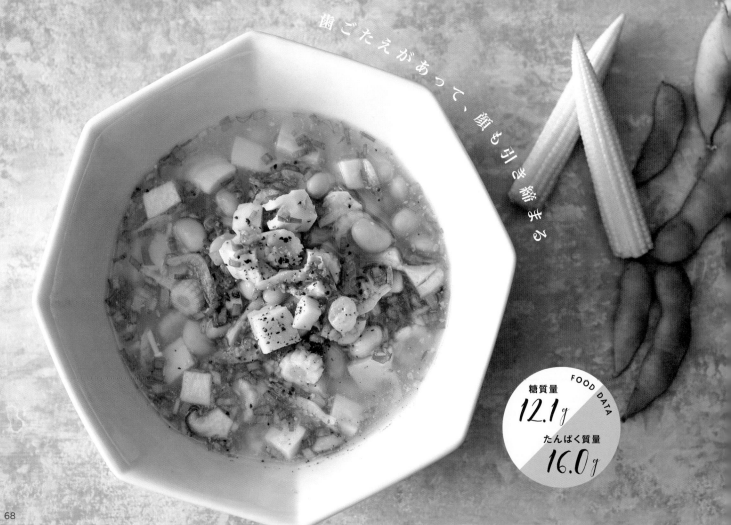

歯ごたえがあって、箸も引き続ける

FOOD DATA

糖質量
12.1g

たんぱく質量
16.0g

枝豆と竹の子、桜えびのスープ

枝豆、ヤングコーン、竹の子、エリンギ、干し桜えびなど、むくみ解消食材がぎっしり。歯ごたえのいい食材ばかりなので咀嚼回数が自然と増え、顔の引き締め効果も。ナンプラーのコクや、干し桜えびの香ばしさがさわやかな味に深みをプラス。

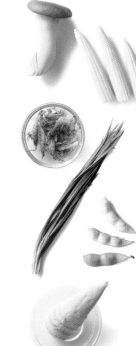

1人分

（ INGREDIENT ）

むき枝豆 ……………………	70g
ヤングコーン ……………………	3本（30g）
竹の子水煮 ……………………	40g
エリンギ ……………………	1本（40g）
干し桜えび ……………………	大さじ1
にら ……………………	少々
水 ……………………	200ml

A
鶏がらスープの素（顆粒）…	小さじ1
ナンプラー ……………………	小さじ2
酢	大さじ1
白すりごま ……………………	大さじ1
酒	小さじ2
にんにく、しょうが（共にチューブ入り） ……………………	各小さじ1

黒こしょう ……………………	少々

STEP 1
ヤングコーンは小口切り、竹の子、エリンギは1cmの角切り、にらはみじん切りにする。

STEP 2
耐熱ボウルににら以外の具材、水、**A**を入れ、軽く混ぜ合わせ、ふんわりとラップをして電子レンジ（500W）で5分間加熱する。加熱後ににらを加える。

STEP 3
器に盛り、黒こしょうをふる。

「むくみ」に効く食材

利尿作用がある食材／枝豆、ヤングコーン、竹の子、エリンギ
カリウム／枝豆、にら、干し桜えび、酢、白すりごま、酒、にんにく
クエン酸／酢
サポニン／枝豆、にんにく

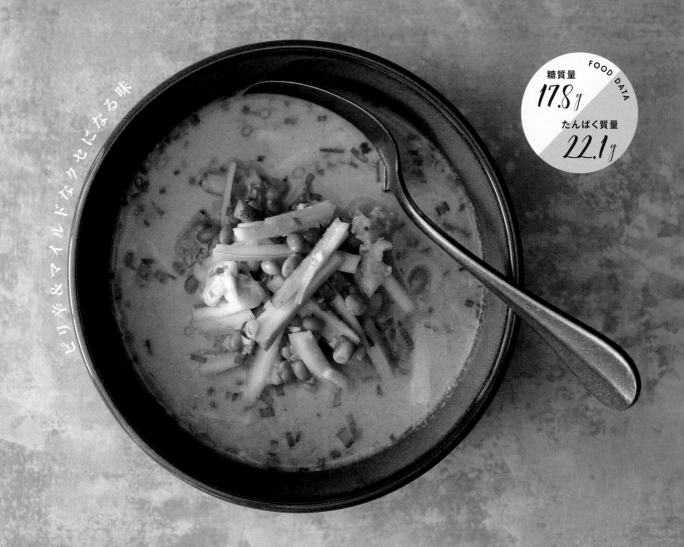

ピリ辛＆マイルドなクセになる味

FOOD DATA

糖質量
17.8g

たんぱく質量
22.1g

納豆と油揚げの辛みそ豆乳スープ

利尿作用があり、カリウムも豊富な納豆と豆乳を組み合わせたスープ。豆乳には体内の水分を調節するサポニンも含まれ、むくみ解消効果絶大。みそや豆乳によって納豆の臭みが抑えられ、まろやかな仕上がりに。ピリッとした辛みがあり美味。

(INGREDIENT)

1人分

納豆	1パック
油揚げ	1/2枚(15g)
セロリ	1/3本(30g)
大根	30g
ごぼう	1/5本(30g)
細ねぎ	少々
水	50㎖

A
鶏がらスープの素(顆粒)	小さじ1と1/2
みそ	小さじ1
豆板醤(トウバンジャン)	小さじ1
白すりごま	大さじ1
酒	小さじ2
にんにく、しょうが(共にチューブ入り)	各小さじ1
一味唐がらし	少々
豆乳	150㎖

STEP 1
油揚げ、セロリ、大根、ごぼうは3㎝長さの細切り、細ねぎは小口切りにする。

STEP 2
耐熱ボウルに細ねぎ以外の具材、水、Aを入れ、軽く混ぜ合わせ、ふんわりとラップをして電子レンジ(500W)で5分間加熱する。加熱後に細ねぎを散らす。

「むくみ」に効く食材

利尿作用がある食材／納豆、セロリ、大根、ごぼう、豆乳

カリウム／納豆、みそ、白すりごま、酒、にんにく、豆乳

サポニン／納豆、油揚げ、ごぼう、みそ、にんにく、豆乳

おもてなしにも最適な、上品な一皿

FOOD DATA

糖質量
11.3g

たんぱく質量
18.3g

さわらのトマトスープ

カリウムが豊富なさわらとミニトマト、ほうれんそう
を組み合わせたちょっぴり贅沢なスープ。体内の
老廃物の排出を助けるクエン酸が摂れるレモン汁
もたっぷり。トマトとレモンのさわやかな酸味がき
いた、さっぱりとフレッシュな味わい。

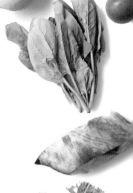

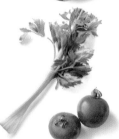

(INGREDIENT)

1 人分

さわら（切り身）…………	1 切れ (70g)
ミニトマト………………	5個
セロリ…………………	1/2本 (40g)
ほうれんそう…………	1/10束 (20g)
レモン…………………	1/4個 (30g)
水………………………	200㎖

A
コンソメスープの素（顆粒）	
………………………	小さじ 1 と 1/2
アンチョビペースト………	小さじ 1
粒マスタード……………	大さじ 1
白ワイン…………………	小さじ 2
にんにく、しょうが（共にチューブ入り）	
………………………	各小さじ 1

黒こしょう………………	少々

STEP 1
さわらは食べやすい大きさに切る。ミニトマトは半分に切り、セロリ、
ほうれんそうは粗みじん切りにする。

STEP 2
耐熱ボウルにレモン以外の具材、水、**A** を入れ、軽く混ぜ合わせ、
ふんわりとラップをして電子レンジ（500W）で6分間加熱する。加
熱後にレモンを絞る。

STEP 3
器に盛り、黒こしょうをふる。

「むくみ」に効く食材

利尿作用がある食材／**セロリ、ほうれんそう**
カリウム／**さわら、ミニトマト、ほうれんそう、**
にんにく
クエン酸／**レモン**
サポニン／**にんにく**

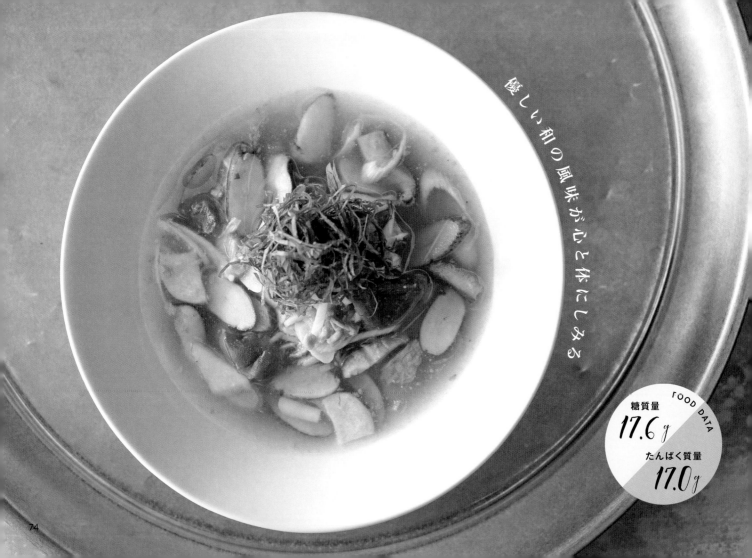

優しい和の風味が心と体にしみる

FOOD DATA

糖質量
17.6g

たんぱく質量
17.0g

ツナとごぼうの
梅黒酢スープ

利尿作用があるごぼう、エリンギ、カリウムが多い
ツナやしそ、クエン酸を含む梅干しや黒酢と、むく
みを改善する食材を多数使用。ベースのこんぶだし
しに、黒酢のまろやかな酸味、梅干しの酸っぱさが
加わった、しみじみとおいしい和風スープ。

1 人分

（ INGREDIENT ）

ノンオイルツナ（缶詰・汁ごと）	1 缶
ごぼう	1/3本（50g）
長ねぎ	1/3本（30g）
エリンギ	1本（30g）
梅干し	1 個
しそ	5枚
水	200㎖

A

こんぶだしの素（顆粒）	小さじ 1
塩こうじ	小さじ 2
黒酢	大さじ 1
白すりごま	大さじ 1
酒	小さじ 2
にんにく、しょうが（共にチューブ入り）	各小さじ 1

STEP 1

ごぼう、長ねぎは斜め薄切り、エリンギは縦4つに切ってから薄切り
にする。梅干しは種を取り除き、ちぎる。しそはせん切りにする。

STEP 2

耐熱ボウルにしそ以外の具材、水、**A** を入れ、軽く混ぜ合わせ、ふ
んわりとラップをして電子レンジ（500W）で5分間加熱する。

STEP 3

器に盛り、しそをのせる。

「むくみ」に効く食材

利尿作用がある食材／**ごぼう、エリンギ**
カリウム／**ツナ、しそ、こんぶだし、黒酢、
白すりごま、酒、にんにく**
クエン酸／**梅干し、黒酢**
サポニン／**ごぼう、にんにく**

75

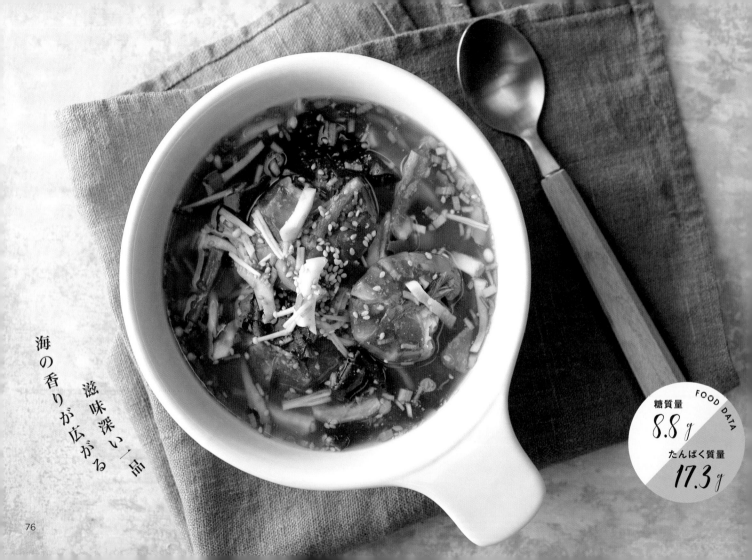

海の香りが広がる　滋味深い1品

えびとわかめの
オイスターサワースープ

カリウムを多く含むえびが主役のスープ。利尿作用があり、カリウムも多いエリンギやえのきだけもミックス。かつおだし、えび、わかめから海の香りとうまみが広がり、オイスターソースのコクや、酢の酸味がプラスされ、滋味深い味わいに。

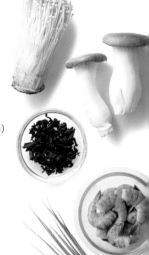

（ INGREDIENT ）

1人分

殻つきえび（無頭）………	4尾（80g）
エリンギ………………………	1本（40g）
ピーマン………………………	1個（35g）
えのきだけ……………………	1/2袋（30g）
乾燥わかめ……………………	2g
細ねぎ…………………………	少々
水………………………………	200㎖

A
かつおだしの素（顆粒）……	小さじ1
オイスターソース…………	小さじ2
酢………………………………	大さじ1
酒………………………………	小さじ2
しょうが（チューブ入り）……	小さじ1

白いりごま …………………	少々

STEP 1
エリンギ、ピーマンは2㎝長さの細切りに、えのきだけは石づきを切り落とし、2㎝長さに切る。細ねぎはみじん切りにする。

STEP 2
耐熱ボウルに細ねぎ以外の具材、水、Aを入れ、軽く混ぜ合わせ、ふんわりとラップをして電子レンジ（500W）で6分間加熱する。加熱後に細ねぎを散らす。

STEP 3
器に盛り、白いりごまをふる。

「むくみ」に効く食材

利尿作用がある食材／**エリンギ、えのきだけ**
カリウム／**えび、エリンギ、えのきだけ、乾燥わかめ、かつおだし、酢、酒、白いりごま**
クエン酸／**酢**

チーズやアーモンドがおいしさの立て役者

糖質量
16.1g

たんぱく質量
17.4g

大豆とチーズの
レモンポタージュ

利尿作用があり、カリウムもサポニンも豊富な大豆を使ったポタージュ。豆乳も使うことでさらに効果アップ。大豆や豆乳のまろやかさ、クリームチーズのコク、アーモンドの香ばしさ、レモンの酸味が溶け合ったクリーミーで優しい味わい。

1人分

(INGREDIENT)

大豆水煮（缶詰）⋯⋯⋯⋯	50g
黄パプリカ⋯⋯⋯⋯⋯⋯⋯	1/2個（80g）
ヤングコーン⋯⋯⋯⋯⋯⋯	3本（30g）
クリームチーズ⋯⋯⋯⋯⋯	30g
アーモンド⋯⋯⋯⋯⋯⋯⋯	5粒
レモン⋯⋯⋯⋯⋯⋯⋯⋯⋯	1/3個（40g）
水⋯⋯⋯⋯⋯⋯⋯⋯⋯⋯⋯	50㎖

A
コンソメスープの素（顆粒）⋯⋯⋯⋯⋯⋯	小さじ1と1/2
にんにく（チューブ入り）⋯	小さじ1
豆乳⋯⋯⋯⋯⋯⋯⋯⋯⋯⋯	150㎖

STEP 1
黄パプリカは一口大に切る。レモンは少々をいちょう切りにする。

STEP 2
ミキサーにレモン以外の具材、水、**A**を入れ、なめらかになるまでかくはんする。

STEP 3
耐熱ボウルに❷を入れ、ふんわりとラップをして電子レンジ（500W）で4分間加熱する。加熱後に残りのレモンを絞る。

STEP 4
器に盛り、いちょう切りにしたレモンをのせる。

「むくみ」に効く食材

利尿作用がある食材／**大豆、ヤングコーン**
カリウム／**大豆、アーモンド、にんにく、豆乳**
クエン酸／**レモン**
サポニン／**大豆、にんにく、豆乳**

マイルドな苦みが魅力の大人のポタージュ

FOOD DATA
糖質量
18.9ℊ
たんぱく質量
20.8ℊ

ごぼうとマッシュルームの
ポタージュ

むくみ解消に効果的な、大豆、ごぼう、ブラウンマッシュルーム、豆乳などの食材を使用。ごぼうのマイルドな苦みに、干し桜えびや、パルメザンチーズの豊かなうまみが加わった大人の味わいのポタージュ。トッピングの白ごまにもカリウムが。

STEP 1
ごぼう、玉ねぎは一口大に切る。

STEP 2
耐熱ボウルに❶、ブラウンマッシュルームを入れ、ふんわりとラップをして電子レンジ（500W）で4分間加熱する。

STEP 3
ミキサーに❷と大豆、干し桜えび、水、**A**を入れ、なめらかになるまでかくはんする。

STEP 4
耐熱ボウルに❸を入れ、ふんわりとラップをして電子レンジ（500W）で2分間加熱する。

STEP 5
器に盛り、白いりごまと黒こしょうをふる。

（ INGREDIENT ）

1人分

大豆水煮（缶詰）············	50g
ごぼう·····················	1/3本（50g）
玉ねぎ·····················	1/8個（30g）
ブラウンマッシュルーム···	5個（50g）
干し桜えび·················	大さじ1
水·························	50ml

A
コンソメスープの素（顆粒）·················	小さじ1と1/2
塩こうじ·················	小さじ1
白すりごま·················	大さじ1
パルメザンチーズ ·········	大さじ1
酒·······················	小さじ2
にんにく（チューブ入り）···	小さじ1
豆乳·····················	150ml

白いりごま·················	少々
黒こしょう·················	少々

「むくみ」に効く食材

利尿作用がある食材／**大豆、ごぼう、ブラウンマッシュルーム**
カリウム／**大豆、ブラウンマッシュルーム、干し桜えび、白すりごま、酒、にんにく、豆乳、白いりごま**
サポニン／**大豆、にんにく、豆乳**

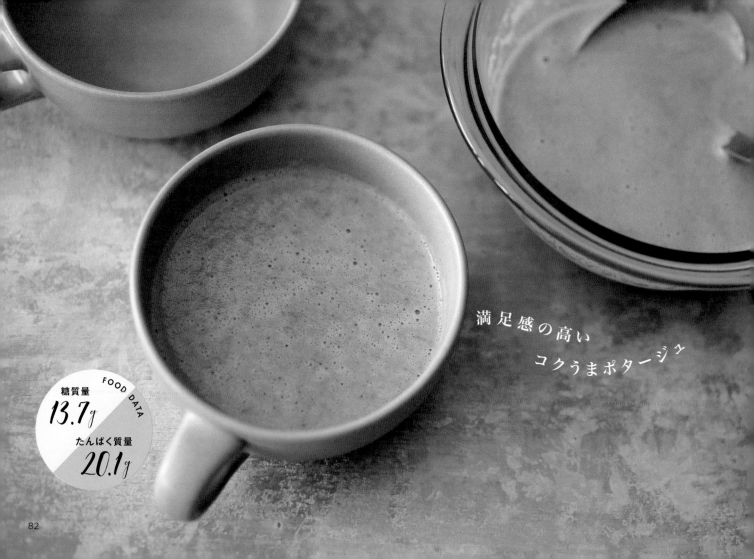

満足感の高い
コクうまポタージュ

糖質量
13.7g
FOOD DATA
たんぱく質量
20.1g

しらすとほうれんそうの
みそポタージュ

利尿作用があり、カリウムも多く含まれるしらす干しや、ほうれんそう、竹の子、みそ、豆乳とむくみ解消によい食材をまとめてポタージュに。しらす干しのうまみや、みそと白すりごまのコクによって、しっかりとした満足感があります。

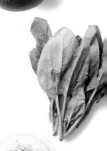

（ INGREDIENT ）

1人分

しらす干し	………………	40g
ほうれんそう	………………	1/5束（40g）
竹の子水煮	………………	30g
玉ねぎ	………………	1/8個（30g）
水	………………	50㎖

A
鶏がらスープの素（顆粒）	…	小さじ1と1/2
みそ	………………	小さじ1
白すりごま	………………	大さじ1
酒	………………	小さじ2
にんにく、しょうが（共にチューブ入り）		
	………………	各小さじ1
豆乳	………………	150㎖

STEP 1　ほうれんそう、竹の子、玉ねぎは一口大に切る。

STEP 2　ミキサーに❶としらす干し、水、**A**を入れ、なめらかになるまでかくはんする。

STEP 3　耐熱ボウルに❷を入れ、ふんわりとラップをして電子レンジ（500W）で4分間加熱する。

「むくみ」に効く食材

利尿作用がある食材／ほうれんそう、竹の子
カリウム／しらす干し、ほうれんそう、みそ、白すりごま、酒、にんにく
サポニン／みそ、にんにく、豆乳

ダイエットを成功させるための、
メンタルの保ち方

ダイエットをするときに、やみくもに"やせたい"と思っているだけだと成功しません。重要なのは、明確な目標を作ることです。目標があればモチベーションが保ちやすく、挫折しにくいからです。

たとえば、"友人の結婚式で、あのドレスが着たいからあと2kgやせたい"とか、"夏にビキニを着るためにぽっこりお腹を解消したい"とか、できるだけ具体的な目標を立てます。

目標がない場合も、たとえば、ワンサイズ小さめの服を買って、それを1ヵ月後に着ることを目標にするとか、期限つきの目標を作るのが成功の秘訣。

それから、ダイエット中にどうしても食べたいものがあったら、無理に我慢しないことです。我慢はストレスになり、逆にどか食いを招く元。

僕は、基本的に糖質が多い白米は控えていますが、どうしても食べたくなったら食べて、その後に運動をするようにしています。後で調整すればリセットできるので、"7割はがんばって、3割はがんばらない"というくらいにゆるっと行いましょう。

ダイエットというより、"食習慣を変える"というイメージで長期的に続けられる方法で行うのが、健康的なボディを維持するコツです。

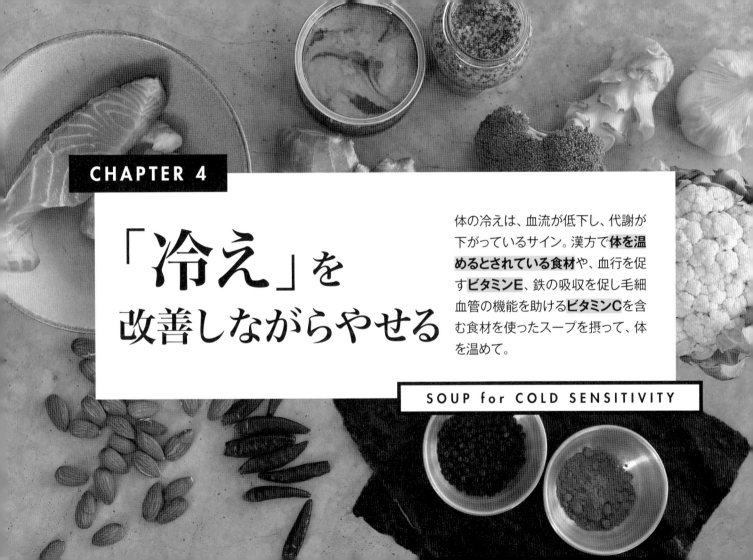

CHAPTER 4

「冷え」を
改善しながらやせる

体の冷えは、血流が低下し、代謝が
下がっているサイン。漢方で**体を温
めるとされている食材**や、血行を促
す**ビタミンE**、鉄の吸収を促し毛細
血管の機能を助ける**ビタミンC**を含
む食材を使ったスープを摂って、体
を温めて。

SOUP for COLD SENSITIVITY

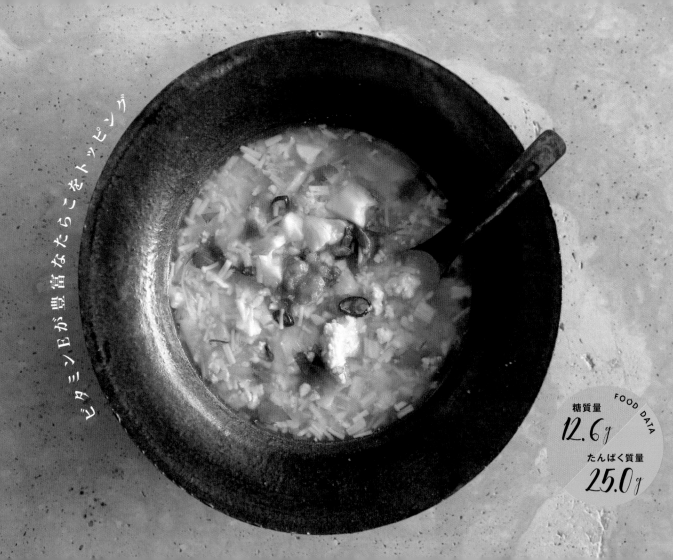

ビタミンEが豊富なたらこをトッピング

FOOD DATA

糖質量
12.6g

たんぱく質量
25.0g

鶏ひき肉とたらこ、カリフラワーのスープ

体を温める鶏ひき肉、玉ねぎ、三つ葉などに、ビタミンEを多く含む赤唐がらしや、たらこ、ビタミンCが多いカリフラワーを使用。鶏ひき肉のうまみと、塩こうじがきいたまろやかなスープに、たらこの塩味が加わり、いっそう味わい深く。

（ INGREDIENT ）

1人分

鶏ひき肉	50g
カリフラワー	2房（50g）
玉ねぎ	小1/2個（40g）
えのきだけ	1/2袋（40g）
三つ葉	少々
水	200㎖

A
鶏がらスープの素（顆粒）	小さじ1と1/2
塩こうじ	小さじ1
酒	小さじ2
赤唐がらし（小口切り）	1本分
にんにく、しょうが（共にチューブ入り）	各小さじ1

たらこ	50g

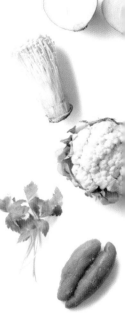

STEP 1
カリフラワー、玉ねぎ、三つ葉は粗みじん切り、えのきだけは石づきを切り落とし、みじん切りにする。

STEP 2
耐熱ボウルに三つ葉とたらこ以外の具材、水、**A**を入れ、軽く混ぜ合わせ、ふんわりとラップをして電子レンジ（500W）で6分間加熱する。加熱後に三つ葉を散らす。

STEP 3
器に盛り、たらこをほぐしてのせる。

「冷え」に効く食材

体を温める食材／**鶏ひき肉、玉ねぎ、三つ葉、赤唐がらし、にんにく、しょうが**
ビタミンE／**赤唐がらし、たらこ**
ビタミンC／**カリフラワー**

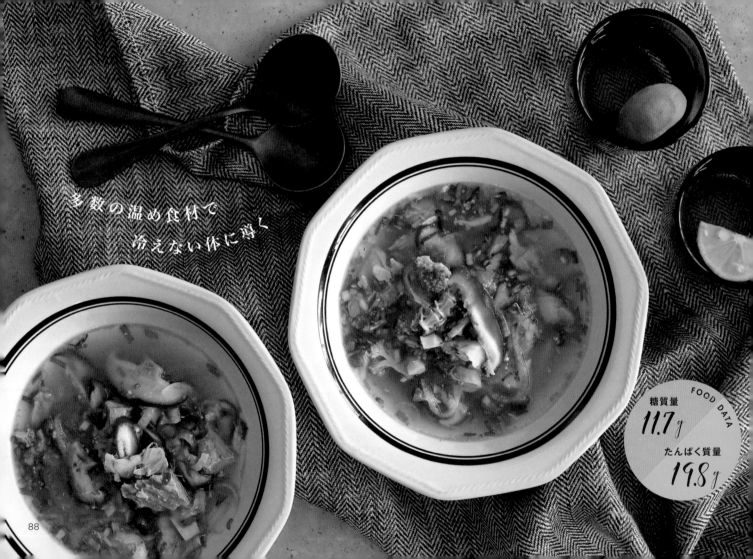

多数の温め食材で
冷えない体に導く

FOOD DATA
糖質量
11.7g
たんぱく質量
19.8g

さばとしいたけの
スパイシーサワースープ

さば、玉ねぎ、にら、豆板醤、赤唐がらし、にんにく、しょうがと体を温める食材を多数使用。赤唐がらしにはビタミンEも豊富。みそや酢などによってさばの臭みのない仕上がりに。ピリ辛で、食べていると体が芯からポカポカと温まります。

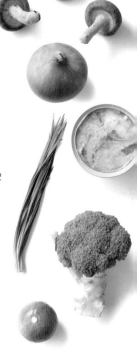

（ INGREDIENT ）

1人分

さば水煮（缶詰）‥‥‥‥‥‥	70g
しいたけ‥‥‥‥‥‥‥‥	3個（30g）
玉ねぎ‥‥‥‥‥‥‥‥	1/4個（50g）
ブロッコリー‥‥‥‥‥‥	4房（50g）
にら‥‥‥‥‥‥‥‥‥	少々
すだち‥‥‥‥‥‥‥‥	1/2個
水‥‥‥‥‥‥‥‥‥‥	200㎖

A
鶏がらスープの素（顆粒）‥	小さじ1と1/2
みそ‥‥‥‥‥‥‥‥‥	小さじ1
豆板醤（トウバンジャン）‥‥‥‥‥	小さじ1
酒‥‥‥‥‥‥‥‥‥‥	小さじ2
酢‥‥‥‥‥‥‥‥‥‥	大さじ1
赤唐がらし（小口切り）‥‥	1本分
にんにく、しょうが（共にチューブ入り）	
‥‥‥‥‥‥‥‥‥‥	各小さじ1

STEP 1
しいたけは石づきを切り落として薄切り、玉ねぎは2㎝長さの薄切り、ブロッコリーは粗みじん切り、にらはみじん切りにする。すだちは半分に切る。

STEP 2
耐熱ボウルににら以外の具材、水、**A**を入れ、軽く混ぜ合わせ、ふんわりとラップをして電子レンジ（500W）で5分間加熱する。加熱後ににらを散らし、すだちを絞る。

「冷え」に効く食材

体を温める食材／**さば、玉ねぎ、にら、豆板醤
赤唐がらし、にんにく、しょうが**
ビタミンE／**赤唐がらし**
ビタミンC／**ブロッコリー**

しょうがの香りと温めパワーを存分に

FOOD DATA

糖質量
15.1 g

たんぱく質量
19.8 g

さばとしょうがのスープ

温め食材の代表、しょうがをたっぷり使ったスープ。さば、玉ねぎ、細ねぎ、赤唐がらし、チリパウダーとほかの温め食材も多数。こんぶだしベースのさっぱりした味で、しょうがやピーマンのさわやかな香りが、さばのおいしさを引き立てます。

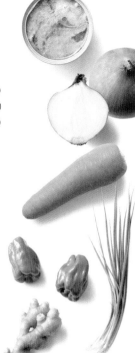

(INGREDIENT)

1人分

さば水煮（缶詰）………	70g
玉ねぎ………………	1/4個（50g）
ピーマン……………	小2個（50g）
にんじん……………	1/5本（20g）
しょうが……………	10g
細ねぎ………………	少々
水…………………	200㎖

A
こんぶだしの素（顆粒）……	小さじ1
しょうゆ……………	小さじ2
みりん………………	小さじ1
酒…………………	小さじ2
赤唐がらし（小口切り）……	1本分
にんにく（チューブ入り）…	小さじ1
白すりごま…………	大さじ1

チリパウダー………………	少々

STEP 1
玉ねぎは2㎝長さの薄切り、ピーマンは縦4つに切ってから斜め細切り、にんじんは千切り、しょうがはせん切り、細ねぎは小口切りにする。

STEP 2
耐熱ボウルに細ねぎ以外の具材、水、Aを入れ、軽く混ぜ合わせ、ふんわりとラップをして電子レンジ（500W）で5分間加熱する。加熱後に細ねぎを散らす。

STEP 3
器に盛り、チリパウダーをふる。

「冷え」に効く食材

体を温める食材／**さば、玉ねぎ、しょうが、細ねぎ、赤唐がらし、にんにく、チリパウダー**
ビタミンE／**赤唐がらし**
ビタミンC／**ピーマン**

ピリ辛で、汗が出るほど温まる

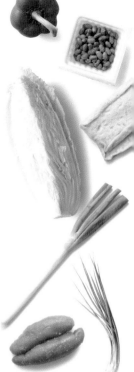

納豆と白菜のピリ辛スープ

納豆のほか、長ねぎ、細ねぎ、コチュジャン、赤唐がらし、にんにく、しょうがと温め食材がたっぷり。ビタミンCとEを含む赤パプリカもミックス。ピリ辛で、食べていると汗が出るほど。たっぷりの納豆で満腹感が高く、この一皿で大満足。

（ INGREDIENT ）

1人分

納豆	1パック
たらこ	50g
長ねぎ	1/5本(20g)
白菜	50g
赤パプリカ	1/8個(20g)
油揚げ	1/2枚(15g)
細ねぎ	少々
水	200㎖

A
鶏がらスープの素(顆粒)	小さじ1と1/2
コチュジャン	小さじ2
酒	小さじ2
黒すりごま	大さじ1
赤唐がらし(小口切り)	1本分
にんにく、しょうが(共にチューブ入り)	
	各小さじ1

STEP 1
長ねぎは斜め薄切り、白菜、赤パプリカは3㎝長さの細切り、油揚げは横半分に切ってから細切り、細ねぎは小口切りにする。

STEP 2
耐熱ボウルにたらこと細ねぎ以外の具材、水、**A**を入れ、軽く混ぜ合わせ、ふんわりとラップをして電子レンジ（500W）で5分間加熱する。加熱後に細ねぎを散らす。

STEP 3
器に盛り、たらこをほぐしてのせる。

「冷え」に効く食材

体を温める食材／**納豆、長ねぎ、細ねぎ、コチュジャン、赤唐がらし、にんにく、しょうが**
ビタミンE／たらこ、赤パプリカ、赤唐がらし
ビタミンC／赤パプリカ

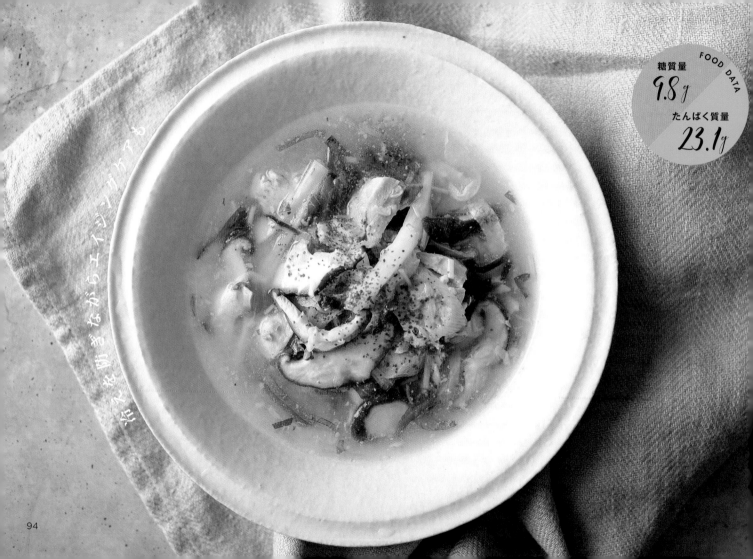

冷えを防ぎながらエイジングケアも

さけと白菜、長ねぎのスープ

体を温めるさけや長ねぎを使ったスープに、温め効果の高い一味唐がらしをトッピング。さけは、抗酸化力が高いアスタキサンチンも豊富で、エイジングケアにも効果的。さわやかな酸味とコク、ほどよい辛みのある食べごたえのある一皿。

STEP 1
さけは食べやすい大きさに切る。白菜、長ねぎは3cm長さの細切り、しいたけは石づきを切り落とし、薄切りにする。三つ葉は粗みじん切りにする。

STEP 2
耐熱ボウルに三つ葉以外の具材、水、**A**を入れ、軽く混ぜ合わせ、ふんわりとラップをして電子レンジ（500W）で6分間加熱する。加熱後に三つ葉を散らす。

STEP 3
器に盛り、一味唐がらしをふる。

(INGREDIENT)

1人分

さけ（切り身）	1切れ（100g）
白菜	30g
長ねぎ	1/2本（50g）
しいたけ	3個（30g）
三つ葉	少々
水	200㎖

A
コンソメスープの素（顆粒）	小さじ1
ナンプラー	小さじ1と1/2
酢	大さじ1
酒	小さじ2
赤唐がらし（小口切り）	1本分
にんにく、しょうが（共にチューブ入り）	各小さじ1

一味唐がらし	少々

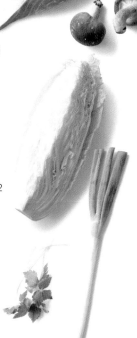

「冷え」に効く食材

体を温める食材／さけ、長ねぎ、三つ葉、赤唐がらし、にんにく、しょうが、一味唐がらし
ビタミンE／赤唐がらし

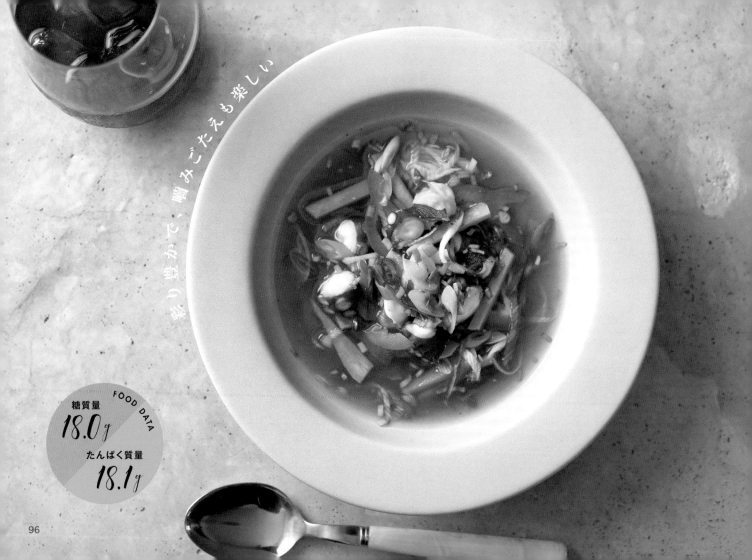

彩り豊かで、噛みごたえも楽しい

FOOD DATA

糖質量
18.0g

たんぱく質量
18.1g

たことかぼちゃ、パプリカのスープ

体を温めるたこと、ビタミンEが豊富なかぼちゃや赤パプリカを組み合わせたスープ。酢を使っているのでさっぱりさわやかな風味。たこや野菜のしっかりとした歯ごたえがあり、噛むほどに素材のうまみが溶け出すから、じっくり味わって。

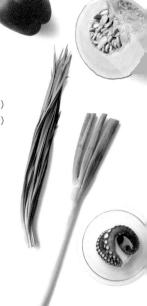

（ INGREDIENT ）

1人分

ボイルだこ	………………	70g
かぼちゃ	………………	50g
赤パプリカ	………………	1/8個(20g)
長ねぎ	………………	1/3本(30g)
にら	………………	少々
水	………………	200㎖

A
鶏がらスープの素（顆粒）	…	小さじ1
オイスターソース	………	小さじ1
酢	………………	大さじ1
酒	………………	小さじ2
にんにく、しょうが (共にチューブ入り)		
	………………	各小さじ1

STEP 1
ボイルだこは一口大に切る。かぼちゃ、赤パプリカは3㎝長さの細切り、長ねぎは3㎝長さの斜め薄切り、にらはみじん切りにする。

STEP 2
耐熱ボウルににら以外の具材、水、**A**を入れ、軽く混ぜ合わせ、ふんわりとラップをして電子レンジ（500W）で5分間加熱する。

STEP 3
器に盛り、にらを散らす。

「冷え」に効く食材

体を温める食材／**たこ、かぼちゃ、長ねぎ、にら、にんにく、しょうが**
ビタミンE／**かぼちゃ、赤パプリカ**
ビタミンC／**赤パプリカ**

えびは冷えを撃退する強い味方

FOOD DATA

糖質量
11.3g

たんぱく質量
15.9g

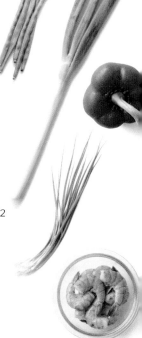

えびとさやいんげんの
ゆずこしょうスープ

体を温めるえびが主役のスープ。えびには血行を
よくするビタミンEも含まれ、冷え改善効果大。味
のアクセントであるゆずこしょうも体を温める効果
が。ナンプラーのうまみと、ゆずこしょうのさわや
かな辛みがきいたエスニックな味わい。

1人分

（ INGREDIENT ）

殻つきえび(無頭)…………	4尾(80g)
さやいんげん ……………	6本(75g)
赤パプリカ ………………	1/4個(40g)
長ねぎ………………………	1/3本(30g)
細ねぎ………………………	少々
水……………………………	200㎖

A
鶏がらスープの素(顆粒)…	小さじ1
ナンプラー………………	小さじ1と1/2
ゆずこしょう……………	小さじ1
酒…………………………	小さじ2
酢…………………………	大さじ1
赤唐がらし(小口切り)……	1本分
にんにく、しょうが(共にチューブ入り)	
…………………………	各小さじ1

STEP 1
さやいんげんは斜め薄切り、赤パプリカは3㎝長さの細切り、長ね
ぎは3㎝長さの斜め薄切り、細ねぎは小口切りにする。

STEP 2
耐熱ボウルに細ねぎ以外の具材、水、**A**を入れ、軽く混ぜ合わせ、
ふんわりとラップをして電子レンジ(500W)で6分間加熱する。
加熱後に細ねぎを散らす。

「冷え」に効く食材

→ 体を温める食材／**えび、長ねぎ、細ねぎ、
ゆずこしょう、赤唐がらし、にんにく、しょうが**
ビタミンE／**えび、赤パプリカ、赤唐がらし**
ビタミンC／**赤パプリカ**

心も体も温まる
マイルドなカレー味

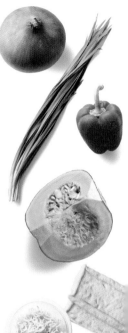

しらすのカレースープ

しらす干しや、玉ねぎ、にら、カレー粉、粒マスタードなど、具材にも調味料にも体を温めるものを使用。ビタミンEが豊富なかぼちゃや赤パプリカもミックス。野菜そのものの風味としらす干しのうまみがきいて心も体も温まる、ほっと落ち着くカレー味。

（ INGREDIENT ）

1人分

しらす干し	70g
かぼちゃ	40g
玉ねぎ	1/8個（30g）
赤パプリカ	1/4個（40g）
油揚げ	1/4枚（8g）
にら	少々
水	200㎖

A
コンソメスープの素（顆粒）	小さじ1と1/2
カレー粉	小さじ2
酒	小さじ2
粒マスタード	小さじ2
にんにく、しょうが（共にチューブ入り）	各小さじ1

STEP 1
かぼちゃ、玉ねぎ、赤パプリカは1㎝の角切り、油揚げは細切り、にらはみじん切りにする。

STEP 2
耐熱ボウルににら以外の具材、水、**A**を入れ、軽く混ぜ合わせ、ふんわりとラップをして電子レンジ（500W）で5分間加熱する。加熱後ににらを散らす。

「冷え」に効く食材

体を温める食材／**しらす干し、かぼちゃ、玉ねぎ、にら、カレー粉、粒マスタード、にんにく、しょうが**
ビタミンE／**かぼちゃ、赤パプリカ**
ビタミンC／**赤パプリカ**

かぼちゃの甘みが
ほっこり優しいカレー味

FOOD DATA

糖質量
30.3g

たんぱく質量
18.6g

かぼちゃとミックスビーンズの
カレーポタージュ

体を温める玉ねぎ、カレー粉、マスタード、にんにくや、ビタミンEが多いかぼちゃとアーモンドが溶け込んだポタージュ。トッピングのパセリにはビタミンCが豊富。かぼちゃの自然な甘みとアーモンドの香ばしさを感じる優しいカレー味。

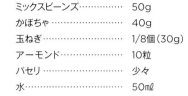
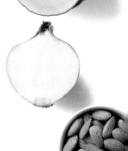

(INGREDIENT)

1人分

ミックスビーンズ……………	50g
かぼちゃ……………………	40g
玉ねぎ………………………	1/8個(30g)
アーモンド…………………	10粒
パセリ………………………	少々
水……………………………	50㎖

A
コンソメスープの素(顆粒)	
	小さじ1と1/2
カレー粉……………………	小さじ2
マスタード…………………	小さじ2
パルメザンチーズ …………	大さじ1
酒……………………………	小さじ2
にんにく(チューブ入り)	小さじ1
オリーブオイル……………	小さじ1
豆乳…………………………	150㎖

クミンシード………………	少々

STEP 1　かぼちゃ、玉ねぎは一口大に切る。パセリはみじん切りにする。

STEP 2　耐熱ボウルにかぼちゃ、玉ねぎを入れ、ふんわりとラップをして電子レンジ(500W)で4分間加熱する。

STEP 3　ミキサーに❷とミックスビーンズ、アーモンド、水、Aを入れ、なめらかになるまでかくはんする。

STEP 4　耐熱ボウルに❸を入れ、ふんわりとラップをして電子レンジ(500W)で2分間加熱する。

STEP 5　器に盛り、パセリをのせ、クミンシードを散らす。

「冷え」に効く食材

体を温める食材／**かぼちゃ、玉ねぎ、カレー粉、マスタード、にんにく、クミンシード**
ビタミンE／**かぼちゃ、アーモンド**
ビタミンC／**パセリ**

オリーブオイルのパワーで冷えた体を温める

FOOD DATA

糖質量
19.8 g

たんぱく質量
20.0 g

にんじんと大豆の
チリポタージュ

体を温めるチリパウダーをたっぷり使ったポタージュ。大豆や玉ねぎ、豆乳を使っているので辛さはマイルド。にんじんの素朴な味わいの中に、ビタミンEが多いピーナッツや、クリームチーズによって豊かなコクも。冷えた体を温めてくれます。

1人分

（ INGREDIENT ）

大豆水煮（缶詰）…………	50g
にんじん…………………	1/3本（50g）
玉ねぎ……………………	1/8個（30g）
ピーナッツ………………	10粒
水…………………………	50㎖

A

コンソメスープの素（顆粒）	
	小さじ1と1/2
チリパウダー……………	小さじ2
（うち少々はトッピング用に）	
クリームチーズ…………	20g
酒…………………………	小さじ2
にんにく（チューブ入り）……	小さじ1
オリーブオイル…………	小さじ1
豆乳………………………	150㎖

エクストラバージンオリーブオイル	
	少々

STEP 1　にんじん、玉ねぎは一口大に切る。

STEP 2　耐熱ボウルに❶を入れ、ふんわりとラップをして電子レンジ（500W）で4分間加熱する。

STEP 3　ミキサーに❷、大豆水煮、ピーナッツ、水、トッピング用のチリパウダー以外の**A**を入れ、なめらかになるまでかくはんする。

STEP 4　耐熱ボウルに❸を入れ、ふんわりとラップをして電子レンジ（500W）で2分間加熱する。

STEP 5　器に盛り、チリパウダーをふり、エクストラバージンオリーブオイルをたらす。

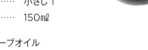

「冷え」に効く食材

体を温める食材／**玉ねぎ、チリパウダー、にんにく**
ビタミンE／**ピーナッツ**

105

「腸活」がなぜ大事なのか

僕は、腸内環境を整える食材を必ずたくさんスープに使っていますが、これは「腸活」が何より重要だと考えているからです。

腸内環境が良くなく、便秘ぎみだと、消化吸収能力が低下するので、せっかく栄養素を摂っても、肌や髪や筋肉にきちんと行き渡らず、効果半減。

また、現在のようなコロナ禍では、免疫力の高さがこれまで以上に重要になってきていますが、そのためにも腸活は大切。

腸は、体の免疫細胞の約7割が集まっているとされる最大の免疫器官です。免疫機能を正しく働かせるためにも、腸内環境をよい状態に保つことが欠かせません。

それから、腸の状態は、心にも影響を与えます。精神を安定させ、"ハッピーホルモン"と呼ばれる神経伝達物質のセロトニンの素は、腸内で作られて脳に送られます。腸内環境がよいと十分な量のセロトニンが脳に送られ、精神が安定して気持ちもポジティブに。

逆に、腸内環境がよくないとセロトニン不足になり、ネガティブ思考になったりします。だからこそ腸活が大事なのです。

食物繊維や発酵食品のほか、オリゴ糖やマグネシウムを含む食材など、腸内環境を整えるものを毎日、積極的に取り入れましょう。

CHAPTER 5

お悩み別！
「不眠」&「免疫力低下」&「貧血」を改善しながらやせる

不眠、免疫力低下、貧血も女性に多い悩み。この章では、この3つの不調によいスープをご紹介。不眠には**トリプトファンやGABAやグリシン**、免疫力アップには**ビタミンA・C・E**や**発酵食品**、貧血には**鉄**や**ビタミンC**が効果的。

SOUP for WORRIES

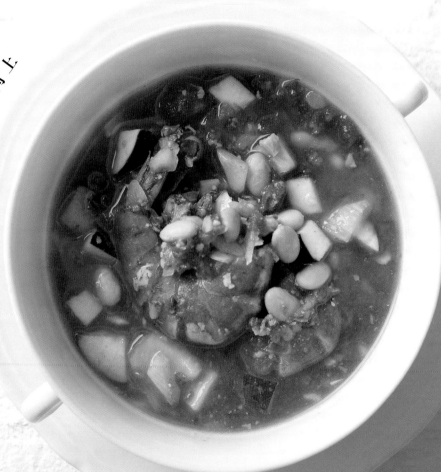

心身がリラックスし、睡眠の質が向上

FOOD DATA

糖質量
13.0g

たんぱく質量
26.6g

「不眠」を改善！
えびとトマトのチーズスープ

不眠には、精神を安定させる神経伝達物質"セロトニン"の材料になるトリプトファン、心身をリラックスさせるGABA、深部体温を下げて深い眠りに導くグリシンなどの成分が有効。3つの成分を含む食材たっぷりのスープで、睡眠の質を高めて。

（ INGREDIENT ）

1 人分

殻つきえび（無頭）…………	4尾（80g）
大豆水煮（缶詰）…………	50g
玉ねぎ……………………	1/4個（50g）
ズッキーニ………………	1/4本（30g）
アーモンド………………	6粒
トマト水煮（缶詰）………	1/3缶（100g）
パセリ……………………	少々
水…………………………	100㎖

A
コンソメスープの素（顆粒）………………………	小さじ 1 と 1/2
アンチョビペースト………	小さじ 1
パルメザンチーズ ………	大さじ 1
白ワイン…………………	小さじ 2
にんにく（チューブ入り）……	小さじ 1

STEP 1
玉ねぎは粗みじん切り、ズッキーニは1㎝の角切りにする。アーモンドは細かく砕く。パセリはみじん切りにする。

STEP 2
耐熱ボウルにパセリ以外の、具材、水、**A**を入れ、軽く混ぜ合わせ、ふんわりとラップをして電子レンジ（500W）で6分間加熱する。

STEP 3
器に盛り、最後にパセリをふりかける。

「不眠」に効く食材

→
トリプトファン／**大豆、アーモンド、パルメザンチーズ**
GABA／**トマト**
グリシン／**えび**

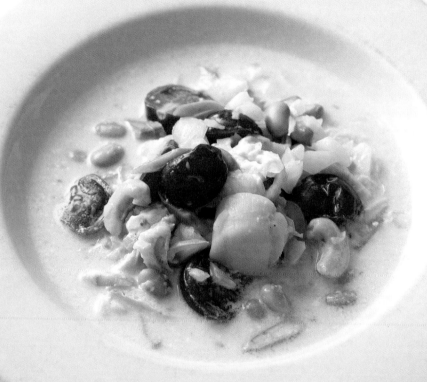

優しい味に癒やされ、ぐっすり眠れそう

「不眠」を改善！
帆立て貝と豆乳チーズスープ

トリプトファンが摂れる大豆やカシューナッツ、豆乳、GABAを含むミニトマト、グリシンが豊富な帆立て貝を組み合わせたスープ。帆立て貝のうまみがきいた、優しくクリーミーな味わいに心がほっと落ち着き、深い眠りをもたらしてくれるはず。

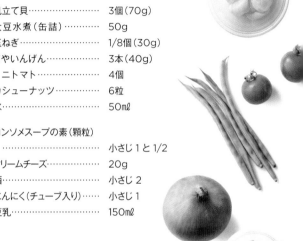

（ INGREDIENT ）

1人分

帆立て貝		3個（70g）
大豆水煮（缶詰）		50g
玉ねぎ		1/8個（30g）
さやいんげん		3本（40g）
ミニトマト		4個
カシューナッツ		6粒
水		50㎖

A
コンソメスープの素（顆粒）		小さじ1と1/2
クリームチーズ		20g
酒		小さじ2
にんにく（チューブ入り）		小さじ1
豆乳		150㎖

STEP 1　玉ねぎは粗みじん切り、さやいんげんは1㎝長さの斜め切りにする。ミニトマトは半分に切る。

STEP 2　耐熱ボウルに具材、水、**A**を入れ、軽く混ぜ合わせ、ふんわりとラップをして電子レンジ（500W）で6分間加熱する。

「不眠」に効く食材

トリプトファン／**大豆、カシューナッツ、豆乳**
GABA／**ミニトマト**
グリシン／**帆立て貝**

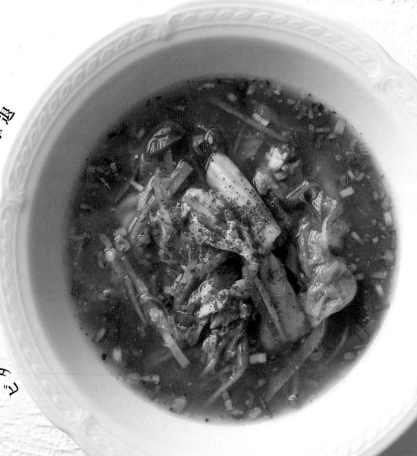

ビタミンや発酵食品で病気を撃退

FOOD DATA

糖質量
15.9 g

たんぱく質量
17.5 g

「免疫力低下」を改善！
ツナとキムチのスープ

鼻やのどの粘膜を強化するビタミンA（β-カロテン）が多いにんじんや、抗酸化作用が高いビタミンEが豊富な白すりごま、腸内環境を整える発酵食品のキムチやみそを使用。かつおだしのうまみ、キムチの酸味と辛み、みそのコクが溶け合い美味。

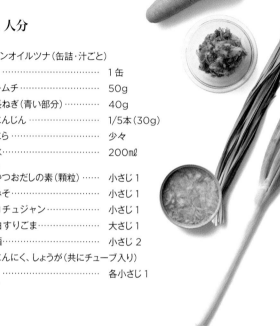

（ INGREDIENT ）

1人分

ノンオイルツナ（缶詰・汁ごと）	
……………………………	1缶
キムチ…………………………	50g
長ねぎ（青い部分）…………	40g
にんじん………………………	1/5本（30g）
にら ……………………………	少々
水………………………………	200㎖

A
かつおだしの素（顆粒）……	小さじ1
みそ……………………………	小さじ1
コチュジャン…………………	小さじ1
白すりごま……………………	大さじ1
酒………………………………	小さじ2
にんにく、しょうが（共にチューブ入り）	
……………………………	各小さじ1

STEP 1
キムチは食べやすい大きさに切る。長ねぎは3㎝長さの斜め薄切り、にんじんは3㎝長さのせん切り、にらはみじん切りにする。

STEP 2
耐熱ボウルににら以外の具材、水、**A**を入れ、軽く混ぜ合わせ、ふんわりとラップをして電子レンジ（500W）で5分間加熱する。加熱後ににらを散らす。

「免疫力」に効く食材

ビタミンA／**にんじん**
ビタミンE／**白すりごま**
発酵食品／**キムチ、みそ、コチュジャン**

腸を元気にして免疫機能を強化

FOOD DATA

糖質量
14.8g

たんぱく質量
14.5g

「免疫力低下」を改善！
スパイシー納豆スープ

免疫細胞の白血球を活性化させるビタミンCを含む黄パプリカやレモン、粘膜を強くするビタミンA（β-カロテン）が多い小松菜、抗酸化作用が高いビタミンEを含む白ごま、発酵食品の納豆と豆板醤を使用。腸が元気になり、病気に負けない体に。

（ INGREDIENT ）

1人分

納豆	1パック
玉ねぎ	1/4個（50g）
小松菜	1/6束（40g）
黄パプリカ	1/4個（40g）
水	200㎖

A
鶏がらスープの素（顆粒）	小さじ1と1/2
豆板醤（トウバンジャン）	小さじ2
白すりごま	大さじ1
酒	小さじ2
にんにく、しょうが（共にチューブ入り）	各小さじ1
一味唐がらし	少々

干し桜えび	大さじ2
白いりごま	少々
レモン	1/4個（30g）

STEP 1
玉ねぎは3㎝長さの薄切り、小松菜は1㎝長さに切る。黄パプリカは3㎝長さの細切りにする。

STEP 2
耐熱ボウルに❶と納豆、水、**A**を入れ、軽く混ぜ合わせ、ふんわりとラップをして電子レンジ（500W）で5分間加熱する。

STEP 3
器に盛り、干し桜えびと白いりごまを散らし、レモンを絞る。

「免疫力」に効く食材

ビタミンC／黄パプリカ、レモン
ビタミンA／小松菜
ビタミンE／白すりごま、白いりごま
発酵食品／納豆、豆板醤、干し桜えび

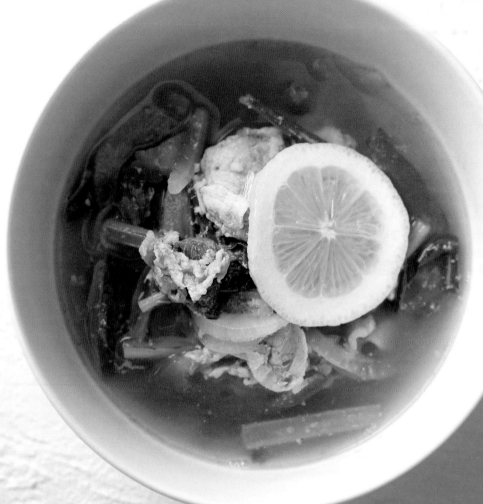

鉄分を効率よく補って
貧血を予防

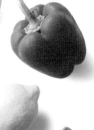

「貧血」を改善！
ポークスパイシー
レモンスープ

貧血を予防するには、動物性の鉄であるヘム鉄と、植物性の非ヘム鉄をバランスよく摂るのがおすすめ。このスープはヘム鉄が多い豚赤身肉や、非ヘム鉄が豊富な小松菜を使用。赤パプリカやレモンのビタミンCで、鉄分の吸収率がアップ。

（ INGREDIENT ）

1人分

豚赤身肉	70g
小松菜	1/5束（50g）
赤パプリカ	1/4個（40g）
玉ねぎ	1/8個（30g）
レモン	1/4個（30g）
水	200㎖

A

かつおだしの素（顆粒）	小さじ1
コチュジャン	小さじ1と1/2
しょうゆ	小さじ1
白すりごま	大さじ1
酒	小さじ2
にんにく、しょうが（共にチューブ入り）	各小さじ1

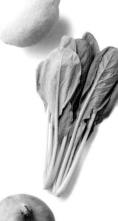

STEP 1
豚赤身肉は食べやすい大きさに切る。小松菜は3㎝長さに切る。赤パプリカは3㎝長さの細切り、玉ねぎは3㎝長さの薄切りにする。レモンは1枚分を輪切りにする。

STEP 2
耐熱ボウルにレモン以外の具材、水、**A**を入れ、軽く混ぜ合わせ、ふんわりとラップをして電子レンジ（500W）で6分間加熱する。

STEP 3
器に盛り、輪切りにしたレモンをのせ、残りのレモンを絞る。

「貧血」に効く食材

ヘム鉄／**豚赤身肉**

非ヘム鉄／**小松菜**

ビタミンC／**赤パプリカ、レモン**

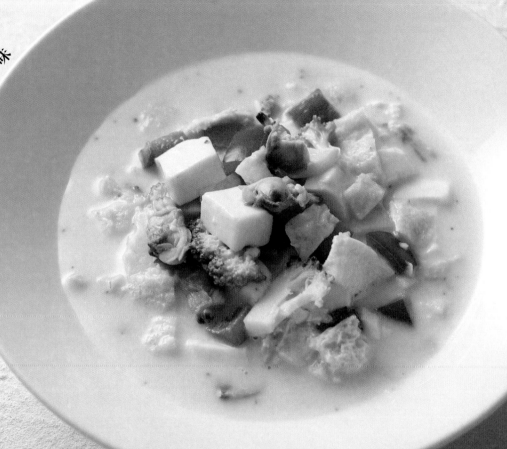

貧血で疲れやすい体にも優しい味

FOOD DATA

糖質量
16.5 g

たんぱく質量
32.1 g

「貧血」を改善！
あさりと豆腐のスープ

あさりにはヘム鉄が、豆腐や豆乳には非ヘム鉄が豊富。ビタミンCを多く含む赤パプリカやブロッコリーもミックス。あさりや油揚げのうまみたっぷりの優しい味。貧血で疲れやすいときにも◎。

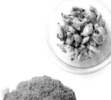

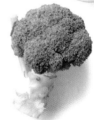

（ INGREDIENT ）

1人分

あさり水煮（缶詰・汁ごと）	70g
絹ごし豆腐	1/3丁（100g）
油揚げ	1/2枚（15g）
赤パプリカ	1/4個（40g）
ブロッコリー	3房（40g）
水	50㎖

A
コンソメスープの素（顆粒）	小さじ1
塩こうじ	小さじ1
酒	小さじ2
にんにく、しょうが（共にチューブ入り）	各小さじ1
豆乳	150㎖

STEP 1
絹ごし豆腐、油揚げ、赤パプリカは1㎝の角切り、ブロッコリーは粗みじん切りにする。

STEP 2
耐熱ボウルに具材、水、**A**を入れ、軽く混ぜ合わせ、ふんわりとラップをして電子レンジ（500W）で5分間加熱する。

「貧血」に効く食材

ヘム鉄／	**あさり**
非ヘム鉄／	**絹ごし豆腐、豆乳**
ビタミンC／	**赤パプリカ、ブロッコリー**

(Diet Diary)

食べたものを記録したり、予定に合わせてスープを作る日を決めたり……。
ご自身で工夫しながら自由に活用してみてください。

	SAT '20・11・7	SUN '20・11・8	MON '20・11・9	TUE ・　・	WED ・　・	THU ・　・	FRI ・　・	MEMO:
朝	Fruits	Fruits	Fruits					
昼	Soup!							
夜	Soup!	Free	Soup!	Soup!				
DIARY								Start Diary!

朝、昼、夜と食べたものを記録する
だけでもいいし、
好きなスープを選んで、
買い物の予定を組んでも◎。

既に決まっている外食などの
予定を書き込めば、
前日の夜はスープにするなど、
自分のペースでダイエットのスケジュールを
立てられるようになるはず。

ダイエットは短期間で
終わらせるものではなく、
無理なく、ずっと続けられることを
習慣にすることが大切です。

ご自身の生活習慣や
予定に合わせて
自由にこのダイアリーを
活用してみてください。

(Diet Diary)

	SAT · ·	SUN · ·	MON · ·	TUE · ·	WED · ·	THU · ·	FRI · ·	MEMO:
朝								
昼								
夜								
DIARY								

※コピーして使ってください。

(Diet Diary)

	SAT · ·	SUN · ·	MON · ·	TUE · ·	WED · ·	THU · ·	FRI · ·	MEMO:
朝								
昼								
夜								
DIARY								

まさかの2020年3冊目のスープレシピ本となり、今年もさまざまな女性誌や、Web、テレビ、ラジオでダイエットスープをご紹介させていただき、たくさんのレシピを作ってきました。ダイエットに、健康に、美容に効果の期待できる食材をセレクトし、一皿でしっかりと栄養が摂れ、具だくさんでお腹もココロも満足するスープ。栄養価と共に大切にしているのが、簡単さとおいしさです。健康と美容って、続けられるからこそ、その効果を実感していけるもの。難しいことって続かないし、おいしくないと続けられないですよね。自分自身も、3年前にスープダイエットで、2ヵ月間で−6kg、筋肉は残したまま、脂肪だけが落ち、無理することなくダイエットに成功しました。それ以来、日々の食生活にスープは欠かせません。毎日のときもあるし、食べすぎた翌日や、撮影前で体を絞りたいときなど、そのときの状況に合わせてスープを取り入れています。レンチンで簡単に作ることができる魔法の美やせスープが、みなさまの日々の健康と美容に少しでもお役に立てたらうれしいです。この本を手に取ってくださったみなさまに、心より感謝いたします。最後に、この本作りに携わってくださったスタッフのみなさま。編集の小寺智子さん、和田美穂さん、フォトグラファーの矢野宗利さん、フードスタイリストの竹中紘子さん、ヘアメイクの今関梨華さん、担当マネージャーの吉澤秀さん。いつもありがとうございます！

Atsushi

EPILOGUE

INDEX

講談社の実用 BOOK

美腸、美ボディ、幸せになれる
運命を変える魔法の「美やせ」レンチンスープ

2020年 10 月 14 日　第 1 刷発行
2021年 3 月 9 日　第 4 刷発行

著者：Atsushi

発行者：渡瀬昌彦
発行所：株式会社講談社
　　　　〒 112-8001 東京都文京区音羽 2-12-21
　　　TEL：編集　03-5395-3400
　　　　　　販売　03-5395-4415
　　　　　　業務　03-5395-3615
印刷所：凸版印刷株式会社
製本所：大口製本印刷株式会社

撮影：矢野宗利　スタイリスト＆料理アシスタント：竹中紘子　ヘアメイク：今関梨華 [Linx]
栄養価計算：新谷友里江　製作協力：吉澤 秀 [IDEA]　編集協力：和田美穂
デザイン：福本香織　DTP：藤田ひかる [株式会社ユニオンワークス]　編集・構成：小寺智子

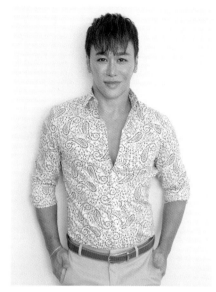

Atsushi　ライフスタイルプロデューサー／野菜ソムリエプロ

ディーゼル、D&G、ヴェルサーチェの PR を経て、フリーランスとして独立。豊かな海外経験を活かし、ファッション業界の第一線で活躍。野菜ソムリエプロ、漢方養生指導士初級の資格も持ち、現在はライフスタイルプロデューサーとして、女性のキレイをつくるヘルシーレシピをさまざまな女性誌や書籍などで多数発表している。テレビ、ラジオ、イベント、雑誌などのメディアでも活躍中。ナチュラルスキンケアブランド「abotanical」をプロデュースしている。https://abotanical.com

『#モデルがこっそり飲んでいる 3 日で 2kgやせる魔法のスープ』『#モデルがこっそり食べている 3 日で 2kgやせるごちそうサラダ』『#モデルが撮影前に飲んでいる魔法の即ヤセ低糖質スープ』『#モデルがこっそり作っている魔法の楽やせレンチンスープ』（すべて、宝島社）、『やせる！キレイになる！ベジたんスープ 50』（小学館）など著書多数。最新刊『カラダの内側からサビない、老けない、美しくなれる魔法のエイジングケアレシピ』（KADOKAWA）が発売中。